コアを鍛えて内面から身心を改善

目醒(めざ)める！

大腰筋

著：Jo Ann Staugaard-Jones
監訳：武田淳也

医道の日本社
Ido・No・Nippon・Sha

First published in 2012 by
Lotus Publishing
Apple Tree Cottage, Inlands Road, Nutbourne, Chichester, PO18 8RJ and
North Atlantic Books
P. O. Box 12327
Berkeley, California 94712

Drawings Amanda Williams, Pascale Pollier

Japanese translation rights arranged with North Atlantic Books / Lotus Publishing through Japan UNI Agency, Inc., Tokyo

監訳者のことば

私とこの本の出会いは、2014年11月にカリフォルニア州、サンディエゴで開催された、私が第５回以来ほぼ毎年参加しているPilates Method Alliance®：PMA®（ピラティス・メソッド・アライアンスとは、ピラティス指導者の基準を示し、継続教育を担う国際的非営利組織）[1,2]の第14回国際カンファレンスのときだった。その会場の書店で今一番売れ筋の本であると誰が見てもわかる一等席に展示されていた、この本のカラフルで暖かい色のユニークなイラストの表紙が、渡米直前に友人医師が急死し傷心の状態であった私の目を惹きつけた。

このカンファレンスに参加すると、いつも時間の許す限りさまざまなワークショップに貪欲に参加してピラティス[1,2]などのボディワークや運動学、機能解剖学などのワークショップに没頭している私だが、このカンファレンスに出席するようになって10年目にして初めてワークショップもそこそこに、サンディエゴ近郊のラ・ホーヤの海に身を浸し下手なサーフィンをしながら、自分の人生を考えた。なぜなら、10カ月前に上記の友人を含め同い年３人で酒を酌み交わしたが、そのうち２人がすでに帰らぬ人となり、残るは私一人となっていたからだ。「私はいつ死ぬのか？」「私ももしかしたら死の直前かもしれない」「もし死の直前だとしたら何を私は本当にしたいのか？」

私たち一人ひとりは皆、単なる「身体」という物理的な存在だけでなく、「心」と「精神」が宿る感情的な生き物だ。であれば当然、感情は行動に影響し、行動も感情に影響する（私の感情が私にサーフィンをさせ、そのサーフィンという行動が私の感情に影響したように）。行動は姿勢と動作を伴うので、感情は姿勢と動作に、姿勢と動作は感情に影響するとも言える。姿勢と動作は最終的には筋肉の作用で生まれる。よって感情と筋肉はお互いに影響し合うのだ。

マイアミ大学医学部理学療法科教授で筋筋膜リリースでも著名なキャロル・デイビス（Carol Davis）博士[3,4]は、さらに筋膜システムまでもが思考や感情と影響し合っていると最近の研究から述べている[4]。

すべてがつながりとして存在する身心を、ある筋肉だけ取り上げて述べるのをよしとしないのが、本来の私の立場である。しかしこの度、近年、専門家でない一般の方々にさえも市民権を得た人気者の筋肉「腹横筋」、「骨盤底筋」、「多裂筋」に勝るとも劣らない人気を誇るこのユニークな（実際はすべての筋肉がユニークなのだが）「大腰筋」に焦点を当て、同時に身心両面、精神を含めた全人的な視点からも切り込み、ピラティスとヨガの実際例を通してわかりやすく説く、まさにユニークなこの本が翻訳されて日本国内に知られるお手伝いができることを私は大変嬉しく思う。実はこの「大腰筋」、私がライフワークとするピラティスを活用したカラダ（身心両面を含めて）の取り扱い説明書を修得する講座『カラダ取説』（徳間書店より刊行）[5]の中でも大活躍の筋肉である。

最後に、私が「スポーツ・栄養クリニック」を2005年に開業する際に、開業経験者として惜しみなく相談に乗ってくれた心優しき友人、今は亡き整形外科医の加藤清信君と元福岡ダイエーホークス香川伸行氏に、感謝とともにこの本を捧げたい。

武田淳也

まえがき

ジョアンと知り合ってから約10年、一緒に働くことができてうれしく思っている。健康とフィットネスにおける重要な点を考察し、有言実行してきた彼女のことを、私はこの上なく尊敬している。ジョアンは、教育者として、また専門家としていわば多くの生命にかかわる仕事に携わり、このたび２冊目の著作を出すことになった。

ジョアンから本書を手伝ってほしいと依頼を受けたとき、私は恐縮すると同時に光栄だと感じた。彼女が本のトピックを話してくれたとき、私は興奮したものだ。なにしろ、24年間にわたって臨床診療に費やしてきた私が、「腰筋に関する話」の一部を本書で共有できるのだから。

腰筋の重要性はしばしば見落されがちだが、私自身はそれをはっきりわかっていたつもりだった。しかし、本書を読んだ後に、自分の乏しい知識に失意を覚えた。この筋肉は、なんと包括的なのだろうと。活発に臨床診療を行っている私は、自分の考え方に大きなインパクトを与えてくれるような講座や本を好む。それらは、１週間が始まる月曜の朝、新たな気持ちで患者を治療する私に影響を与えてくれるものだ。本書は、確実にそのような一冊だと言えるだろう。

腰筋は例えて言うならば、不動産業者が土地の条件として、「一にも二にも場所！」と言うように、それくらい身体の中の理想的ないい場所にある。腰筋の場所は非常にユニークで、上半身と下半身をつなげる唯一の筋肉である。その機能的効果は膨大で、時には主動筋となり、またときには他の動筋に合わせた重要なスタビライザーとなったりする。そのため、例えば歩行機能のような下肢を使う動きであっても、「ボールを投げる」「頭上のキャビネットに手を伸ばす」といった上肢の動きであっても、腰筋は作用している。股関節屈曲に関わる主動筋として、腰筋の能力を多くの臨床家は考慮に入れている。しかし、腰筋が腰椎前面に近位で付着し、多数の筋膜とつながっているのを彼らは知っているにもかかわらず、腰筋の「スタビライザー(安定筋)」としての機能や、姿勢への大きな影響は考慮されないことが多い。

また、腰筋が、血行への影響力を持つ場所に位置していることにも着目したい。腰筋は解剖学的に血管組織、特に大動脈と外腸骨動脈に近く、また、複雑な腸骨鼡径部を通って大腿動脈に沿って延びていく。さらに、腰筋は多数の内臓の構造と臓器を支えるのに重要な筋膜と結合する。腰筋の筋収縮を通して、これらの臓器は刺激され、身体の消化、排泄・除去、解毒、そして生殖作用にさえも影響を及ぼす。

それだけではない。腰筋は横隔膜とも関連を持ち、「呼吸」にもまた影響を及ぼしている。そして、ヨガ哲学においては、腰筋は、下部にある３つのチャクラに向かう場所でもあり、身体全体の「エネルギーの流れ」とも密接な関わりがあるのだ。ジョアンは「内臓メッセージ」、「身体記憶」、そして感情的要素である「虫の知らせ」といったトピックに関して、腰筋の影響を記述するという、すばらしい仕事を成し遂げてくれた。

さらに、ジョアンは「チャクラ」が持つ「車輪」という意味に言及している。多くの輪止め（スポーク）がついた車輪のハブとして、腰筋を配置するのは想像できなくはないだろう。輪止めはそのハブにより駆動し、影響を受ける。いくつか例をあげれば、上半身、下半身、コア、生理・代謝機能、感情、スピリット、エネルギーなどがそうである。ジョアンは、チャクラの歴史的な意味が「新しい時代をもたらす」ことも教えてくれた。本書では、事実に基づく情報を消化しながら、矯正・リバランスのエクササイズの機能的な説明が提示されている。そのうえで、腰筋という、この深く隠れた宝を通して、心、身体、精神の調和を回復するための有益な手引きを私たちに提供してくれた。そのことは、臨床家にとって大きな意義を持つといえるだろう。

私は、臨床家、解剖学者、バイオメカニクス研究者、運動専門家、マッサージ・セラピストらが、必ず「新しい時代」に直面すると考えている。つまり、心、身体、精神に同時に影響する、この中心に深く位置する筋肉の能力を意識し、認識し、受理し、敬意を表する……そんな時代である。心、身体、精神の３つすべてのバランスをとって初めて最適な健康が成し遂げられることは、広く信じられていると言ってよいだろう。

最後に、ジョアンの記述である「宇宙は相互に関係しているのであり、私たちの身体も同様だ。私たちは、常に進化している生命の形態である」を私の感想としたい。本書は、私個人と私の専門家としての進化的プロセスを啓発し、支援してくれた。読者は皆、著者との旅の後に、最適な健康と機能の理解において、知識と悟りを深められるはずだ。

健康この上ない、**ゲイリー・マシラック博士**, D.C., P.T., C.S.C.S

序文

本書『日醒める！　大腰筋』を執筆したのは、上半身と下半身をつなぐ人体の唯一の筋肉について理解を深めていただくためである。多くの人々は、これがどれくらい重要なのか、気づいていない。

身体の大きな力の源である腰筋を教え、研究することで、私はキネシオロジー（身体運動学）の観点から、ボディ・フロー、エネルギー、固有感覚の領域へと旅を始めた。しかし、この旅は、私の鼻をへし折ることになった。その理由は以下のとおりである。

身体

腰筋の作用と役割が絶えず変わる状況の中、身体運動のスペシャリストとして、1年前までさかのぼり、バイオメカニクスの資料を探した。有名な腰筋の専門家は、すべての情報を整理できるように、常に情報を更新してくれている。最も簡略化された記載は、次のようなものだ。

「腰筋は複雑である」

私は腰筋を「腸腰筋」の一部とするのはよいとしても、股関節屈曲の主動筋とはもはや考えていない。腸腰筋群では腸骨筋がほとんどの場合で一番強い屈筋である。腰椎においては、腸骨筋のほかでは、主に腹直筋がより強い屈筋として働いている。大腰筋の、腰椎と股関節のスタビライザーとしての役割と、下肢に対する連結装置としての役割は、バイオメカニクス的により重要なのは確かなようだ。しかし、そのスタビライザーの機能については、動作が不明な部分もあり、論争中である。

感情

心・感情のつながりに関する分野での、神経系と腰筋の関係に関する情報は、信じがたいものだが、まさしく真実である。この資料を多くの方に読んでもらえるよう、本書では理解しやすいようにしたつもりだ。

スピリチュアル

スピリチュアル・エネルギーの知識の大部分は、古代の文献やクンダリーニ・ヨガの科学、瞑想で考察されてきた。それらは今日でも緻密に関わっている。腰筋は、その深い場所、中心的配置、他の構造との関係により、スピリチュアルな領域内でも重要である。こういった繊細な部分は、解剖学的構造とは別の物とみなされているが、これら2つは関連がある。呼吸や筋肉の作用なくして、エネルギーは流れるだろうか？　技術は認識することにある。宇宙は相互に関係しているのであり、私たちの身体も同様だ。私たちは、常に進化している生命の形態である。

いかに腰筋を使い、ケアするかが重要である。一人ひとり皆違うけれど、腰筋の誤った使い方は多くの人々に明らかに認める。腰筋はさまざまな場面で無実の罪人になっている。いくつかは本書で説明している。腰筋を診断し、対処できる専門家を見つけるのは難しい。治療と回復までの関わりはいらだたしいものであるが、腰筋へのアプローチは全潜在能力を回復させるので効果的である。

多くの場合、腰筋を自由にすることが、身体全体のシステムを補うためには必要である。筋力強化やストレッチは二次的なものとなる。なぜなら腰筋は誤用されているのみならず、酷使されているためである。腰筋を自由にすれば、本書で述べる非常に重要な役割において、効果的に使いこなすことができる。私が好きなのは、すばらしい腰筋の専門家であるリズ・コッホが表現した次のような言葉だ。

「腰筋はジューシーで、敏感で、柔らかい。」

この言葉に従えば、多くの重要な身体の感覚に影響する、健康的な腰筋へとつながるだろう。

ジョアン・スタウガード=ジョーンズ
movetolive.joannjones@gmail.com

Contents

Part 1

解剖学的プレリュード

Anatomical Prelude

ここでは「単独で作用する筋肉はない」という明確な事実を踏まえ、重要な筋肉を解説していく。コアの部位は、脊椎を取り巻く筋群から成り立っており、バランスを保持している。大腰筋はこれらの筋群の一つで、腹直筋、腹斜筋、腹横筋、広背筋、脊柱起立筋、腰方形筋、深部の後方にある筋肉の補助により、下位脊椎を安定させている。股関節では、大腰筋は腸腰筋群の一部であり、大腿直筋、縫工筋、恥骨筋、大腿筋膜張筋とともに、股関節を屈曲させる。これらすべての筋肉のサポートによって、大腰筋はとても重要な機能を自由に発揮できる。つまり、動きを一体化することができるのだ。

体幹部のコアを鍛える「コア・フィットネス」が重視される現代において、中心の筋肉はすべて互いに調和し合っていることは広く浸透しつつあるが、まだまだ誤解が多い。例えば、多くのフィットネス・インストラクターは、深部の腹横筋を使わせるのに「臍を引っ込める」というフレーズに頼る。だが、この表現はイメージに過ぎない。このフレーズを使って、過度に腹筋をへこませたり、フラットになるよう背中を押したりすべきではない。運動で最高のアラインメントはニュートラル・スパインであり、自然な脊椎曲線はバランスをとって、筋肉にそれぞれの役目をスムーズに行わせるからである。

さあ、これを頭に入れたら、本書の解剖学のパートを始めよう。

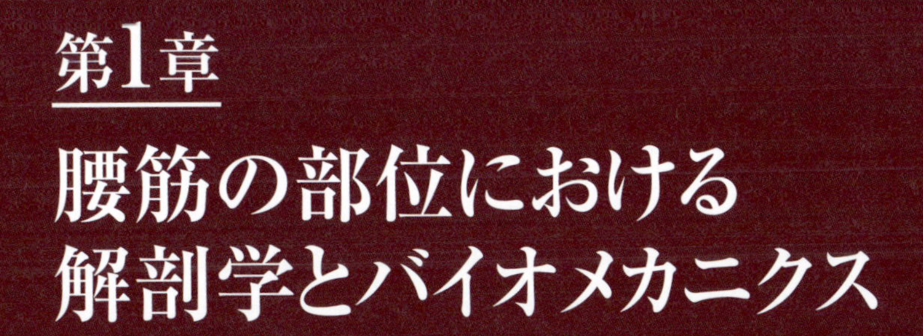

第1章

腰筋の部位における解剖学とバイオメカニクス

Anatomy and Biomechanics of the Psoas Area

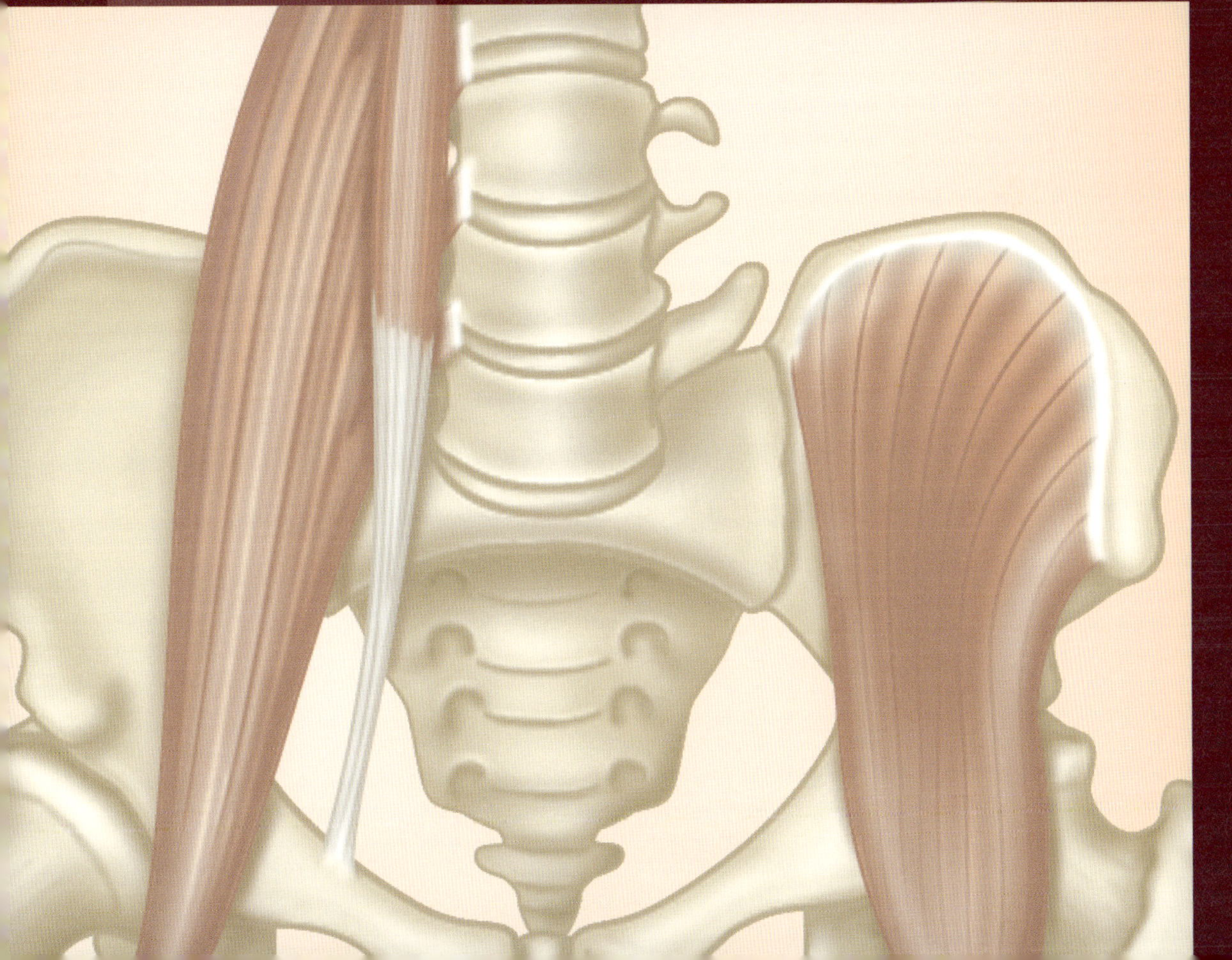

腸腰筋群：位置と作用

The Iliopsoas Muscle Group: Location and Actions

股関節前面と下位脊椎の深部に**大腰筋（図１－１）**がある。時に「偉大な腰筋」と呼ばれ、人体で最も重要な骨格筋とされる。大腰筋は上半身と下半身（脊椎と脚）を接続する唯一の筋肉である。これは、股関節と腰椎という２つの異なる関節において、非常に重要な姿勢筋、動筋、スタビライザー（安定筋）となる。また、この筋肉は身体の重心近くに位置するので、バランスを調整したり、神経や微細なエネルギーに影響を及ぼしたりする。

腰筋には**大腰筋**と**小腰筋**がある。ともに腰椎に付着して、協働して作用している。異なる点は、遠位で付着する部位である。大腰筋は大腿骨の小転子に付着して、脊椎と結びつける役割を持つ（下半身と上半身の連結）。小腰筋は腸恥隆起に付着して、脊椎と骨盤を結びつけている。小腰筋は、ヒトが４本足で歩いていたときには重要だったが、現在はそうはみなされず、「いずれ消えていくだろう」と言う人さえいる。小腰筋は非常に弱い動筋でもある。実際、一部の人々では片側だけにしかなかったり、全くなかったりする。

「腰筋」の言葉だけで使われるとき、通常、大腰筋を指すか、一つの筋群としての大腰筋と小腰筋の組み合わせを指す。

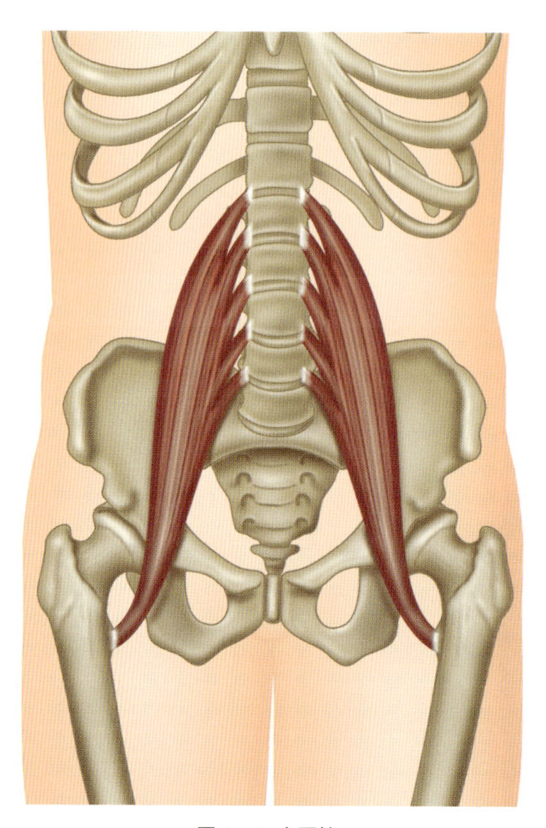

図１－１ 大腰筋

なお、腰筋（psoas）の「p」は発音しない。音声学上、それは「ソーアス（so-az）」である。腰筋は大きい**腸骨筋（図1－2）**を含めて、より大きな筋群の一部として**腸腰筋群（図1－3）**とも呼ばれる。この筋群は同時に収縮することで、股関節を屈曲させる。これは股関節の屈筋で最も深部に位置し、筋群としては最も強いだろう。

腸骨筋は大腿骨から骨盤の腸骨に停止する。一方、大腰筋は遠位では大腿骨に付着し、近位では（身体の中心に最も近い）骨盤を越えて第1～第5腰椎と時に第12胸椎の横突起に付着する。ほとんどの文献は、腰筋の少なくとも一部は腰椎を屈曲させるとしているが、それについてはまだ議論されている。大腿骨が固定されていると、腸骨筋は骨盤に作用するのに対し、腰筋は腰椎に作用する。腰筋は脊椎を伸ばすのに、その腰椎線維を使用することもできる。この矛盾は後で詳しく説明する。

腸骨筋は、大腿直筋のような他の股関節の屈筋とともに、骨盤の前傾も補助する。この前方傾斜には、腰椎前弯（脊椎の前方へのカーブのこと）を強める傾向がある。そのため、不良姿勢でよくある状態の一つ、脊柱前弯の過度な進行（スウェイ・バック）からその部位を安定させるために、腰筋は十分に強く、柔軟でなければならない。脊椎の伸筋と同じく、腹筋（特に腹直筋）は過度な弯曲を打ち消すこともできる。腰筋自体が、腰椎の屈曲と伸展を安定させる拮抗筋となっている。

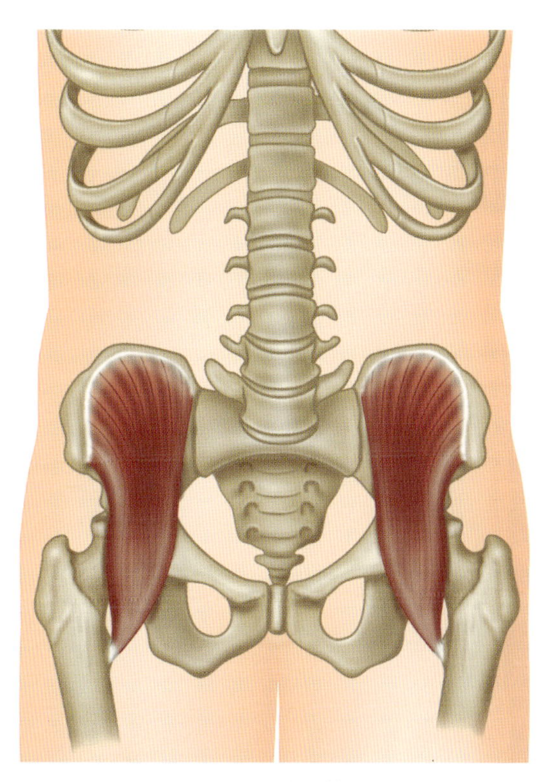

図1－2 腸骨筋

《 ワンポイントレッスン 》

> 腰筋を疲労させずに多くの役割を担わせるには、大腰筋以外の筋肉で骨盤を中心に持ってくるようにして、ニュートラルな脊椎曲線を維持することが鍵となる。

他の筋線維が、ある部位を屈曲させるとき、腰筋は下部の**横突間筋**とともに腰椎周辺で筋束を形成することにより、下位の脊椎をまっすぐに保つことが研究で示唆されている（**図1－5参照**）。いずれの方法でも、コアの筋肉としての腰筋は、正しい身体アラインメント（骨・関節の位置）を整える力となる。腰筋は、移動するとき（あるいは立っているときでも）、体幹から脚に体重を移すときにも非常に重要である。というのも、腰筋は脊椎、骨盤、大腿骨を相互に関連させているためである。

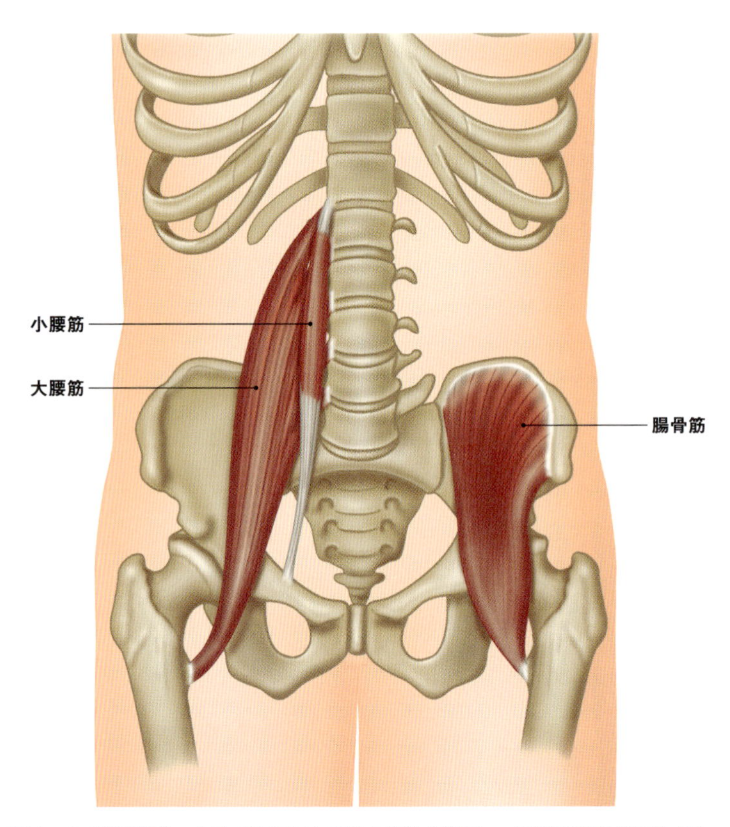

図1－3 腸腰筋群。身体の両側にある筋肉組織を想像し、筋群の限界を認識する

深部にありながら、力強い筋群である腸腰筋は、他の股関節前面の筋肉に加えて、大腿を前方に持ってくることができる（股関節の屈曲）。骨盤が固定されているとき、座った「V字バランス」（**図1－4**）のように身体の前で脚を持ち上げると、大腰筋は等尺性収縮をしていることになる。重力の抵抗を加えたこの姿勢では、腰筋が腰椎を強固に支え、股関節でも小さく作用する。

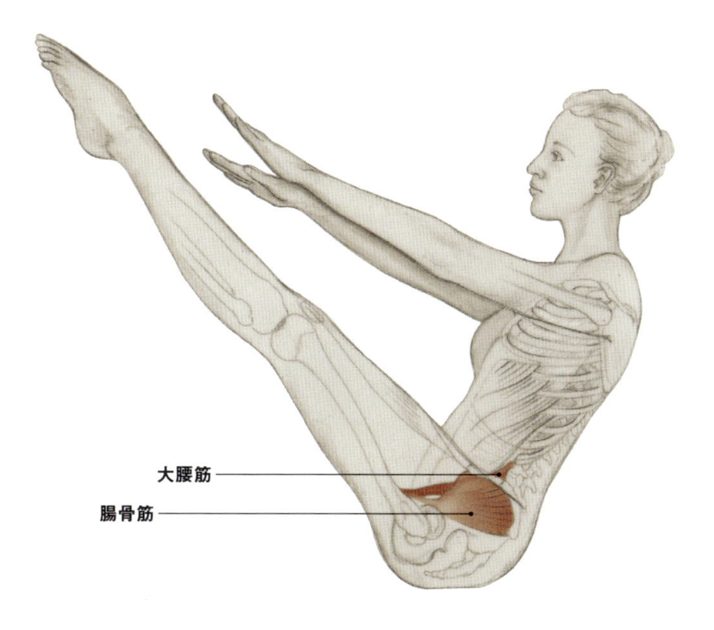

図1－4 V字バランスで大腰筋を分離させる

大部分の脊椎の筋肉と同様に、腰筋は下位脊椎の側屈（例：右の腰筋は脊椎を同側の右に曲げるよう収縮する）と対側の回旋（例：右の腰筋は左への回旋をもたらすよう収縮する）を補助することもできる。しかし、これらは、腰筋の他の役割と比較すれば、非常に小さく、弱い収縮である。

大腰筋に近接する他の構造 *Proximity of the Psoas Major to Other Structures*

腰筋は、多くの主要な筋肉と一緒に作用し、動作を生み出し、安定させる。これらについては、本書全体を通じて述べていく。ここでは、下位脊椎の伸筋を補助するグループを見ていく。

横突間筋群は、深部の後方にある筋肉、特に半棘筋、多裂筋、回旋筋の一部である(図1－5)。最後の2つは大腰筋とともに下位脊椎の周辺で筋束を形成して、脊椎をまっすぐにするのを補助する。これは腰椎を屈曲させるという腰筋の作用と対立するものである。ここで臨床家としての経験や知識、そして、トーマス・マイヤースの『アナトミー・トレイン第2版　徒手運動療法のための筋筋膜経線』(医学書院)の著作が関わってくる。マイヤースは、腰椎上位の、前面の腰筋線維が屈曲を補助し、下位の、内にある線維が伸長を補助しているように思えると説明している。しかし、他の科学者たちは逆のことを述べている。

いずれにせよ、最も重要なことは、まっすぐになった脊椎では、収縮作用が非常に強い脊椎伸筋や屈筋と一緒になって、腰筋が動筋以上にスタビライザーとして作用するということである。

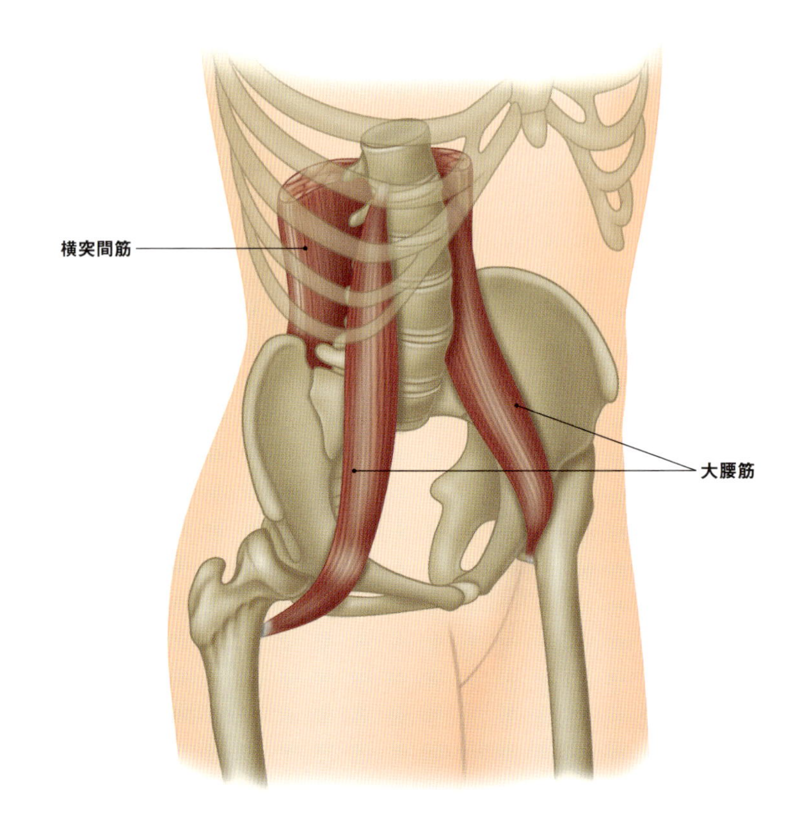

図1－5 大腰筋に関する深部の後筋

腰筋部位を触診するには、身体前面の臍の横から約7cm下あたりで始めて、腹筋、一部の臓器、他の筋肉を通っていかなければならない。それほど深い中心部分に腰筋はあり、触るのが困難な筋肉である。臓器、動脈、神経が近くにあるという点でも、触診は通常勧められない。

下位脊椎の両側に一つずつある腰筋は、上部大腿骨の内側にある小転子上で付着するために、骨盤と大腿骨頚部の前面を通る。つまり、骨盤の上前腸骨棘（anterior superior iliac spine: ASIS）から恥骨結節へと通る**鼡径靭帯**の後方を通る。上前腸骨棘と恥骨結節はどちらも骨盤前面に突出しているので、目立ったポイントとして覚えておくとよいだろう。大腿が股関節屈曲で前方へ持ち上げられるときに、ASIS下部の外縁を見つけて、押すことで股関節屈筋の収縮を感じることができる。

腸骨鼡径神経はこの部位に知覚を与えている。筋肉の内側縁に沿った**外腸骨動脈**の近くでもあり、筋肉の治療で慎重に考慮されなければならない。腸骨外部へ直接続いているのは**大腿動脈**で、下肢の大部分に血液を供給する。**陰部大腿神経**も、近くにある腰筋に影響を受けるため、治療の際は留意する。

前述したように、臓器は中心位置にあるため、腰筋と関係している可能性がある。**腎臓**、**尿管**、**副腎**は、胴の中間部で非常に重要な臓器であり、腰筋の治療の間、愛護的に扱わなければならない。

他の筋肉と同様、腰筋を覆っているのが、筋膜である。筋膜は、筋肉を囲んで、分離する結合組織である。腰部の筋膜（「**腰腱膜**」と呼ばれる）は、腰筋筋膜に混ざり、第1腰椎から仙骨に伸びる。また、腸骨稜から腰方形筋と腸骨筋にも伸びている。それから、腸骨筋膜は、小腰筋と鼡径靭帯の腱につながり、取り込む。大腿に向かって、腰筋筋膜と腸骨筋筋膜は、**腸骨恥骨筋膜**と呼ばれる一つの構造を形成する。この筋膜は大腿血管の後方を通るが、**腰神経叢**分岐はその後部にあるため、極度に複雑な部位となる。

股関節腔内には、大きな**滑液包**（緩衝材となる液体で満たされた袋）がある。通常、この滑液包は大腰筋腱を関節包と恥骨から分離する。

下肢、骨盤、体幹に関連する腰筋の位置づけは、非常に重要である。腰筋の筋線維が下と外向きへ進むことで、生体構造の導管として作用し、脊椎を支える。しかし、これらの筋線維は後方の大腿に進み、大腰筋を**紡錘状**の筋肉にする。これは細長い形状の筋肉である。上腕二頭筋とよく似ていて、中央が広く、両端が細い。細長い不等辺四辺形に見えるが、三次元で観察しなければならない。腰筋が強化する骨盤構造に沿ってわずかに螺旋状に走っているためである。

体幹から下肢へ垂れ下がっている腰筋は、脊椎からの動作を下肢に伝えるのを補助し、歩行の際に、胴から大腿への体重移動を促す（**図1－6**）。もし、腰筋を片方失ってしまい、均衡を失う場合、歩行にどれだけ影響を及ぼすかを想像してほしい。両側の大腰筋が健常で、自由に動くことができるからこそ、運動とエネルギーの一定の流れを身体組織内で起こすことができる。

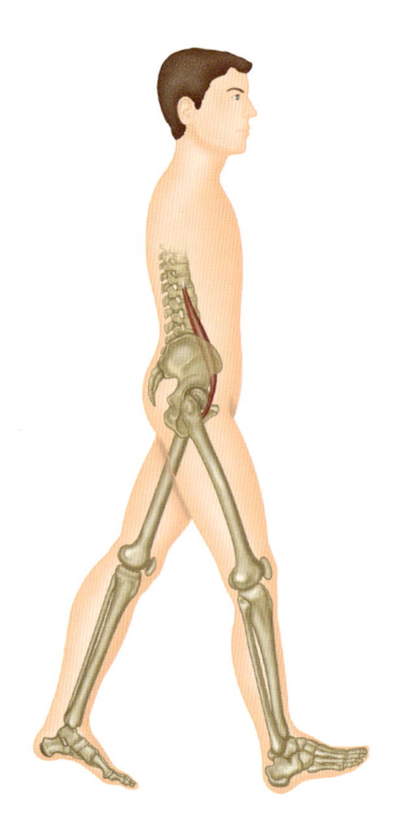

図1－6 歩行時にバランスがとれた腰筋

主要メカニズムとしての腰筋

The Psoas as a Major Mechanism

腰筋は「キーストーン（要石）」として作用し、また大腿骨と大腿の筋肉より中枢で上にあり、「フライング・バットレス」※1としても作用する重要なコアの筋肉である。この主要な構造概念は骨格での骨盤と下肢の関係においても明白であり、建造物を建てる際のアーチのように、人体を支える。

腰筋は、脊椎から下肢へと垂直に進み、斜めに骨盤を横切る。複数の関節を横切る骨格筋として、腰筋は「二関節」を持つ。腰筋が2つの関節を動かす筋肉である、という点は、最も重要である、しかし、腰筋のもう一つの役割も忘れてはならない。つまり、鉢のような骨盤と骨盤底とともに、内臓を支える棚という役割である。

したがって、腰筋が筋収縮することでも臓器、例えば腸、腎臓、肝臓、脾臓、膵臓、膀胱、胃、そして時に生殖器をも刺激し、マッサージをすることができる。身体の奥深くの中心にある臓器、すなわち内臓では、臓器から脳への情報は「内臓メッセージ」と呼ばれている。腰筋は主要臓器の近くにあるため、これらの刺激に対する反応器としての役割を果たすことができる。いわゆる「虫の知らせ」に影響するというわけだ。

※1：建築物の外壁の補強のために屋外に張り出す形で設置される柱のようなもの（「※」は監訳者注、以下同）。

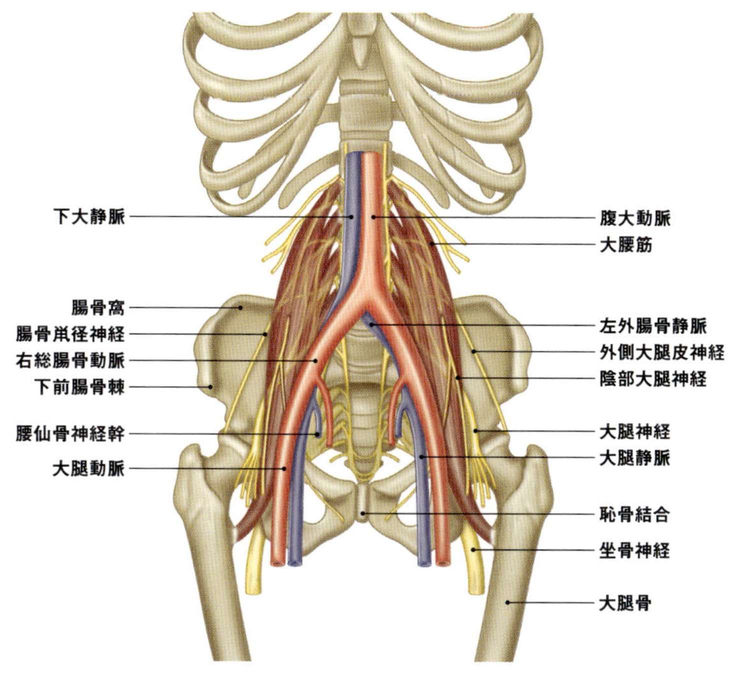

図１－７ 腰筋付近の神経（腰神経複合体）と動脈

さらに、腰筋は、神経支配、特に腰筋を通過する**腰神経複合体**に対しても影響を及ぼす（**図１－７**）。**大動脈**（人体で最も太い動脈）は腰筋と類似した経路にあるので、身体の血液循環とリズムは同様に腰筋と絡み合っている。

もう一つの注目すべき事実は、腰筋と**横隔膜**（主要な呼吸筋）が「太陽神経叢」として知られる交差点で一緒になることである（**図１－８**）。太陽神経叢は、臓器、骨、筋肉のような実際の解剖学的物体ではない。むしろ、胃の後方にある領域であり、臍近くの、大動脈と、神経回路網を収納する横隔膜の前面を中心とする。これは古代のチャクラ・システムと関連しており、「Part３　腰筋とスピリチュアリティ」で、さらに詳しく記述する。

腰筋がこれほど特別であるのも不思議ではない。腰筋は「隠れた悪戯者」、「独断的な腰筋」、「偉大なる主張者」、「指揮者」、「闘争または逃避の筋肉」と呼ばれてきた。私の知るすばらしい理学療法士であるゲイリー博士は、これを「前にあるお尻」と言う。何というすばらしい独自性だろうか！

以上をまとめると、腰筋は……

- 中心のバランスをとる。
- 臓器と神経を刺激する。
- 他の筋肉のように、収縮し、リリースし、安定させ、中和し、衰える。
- 上半身と下半身をつなぐ。

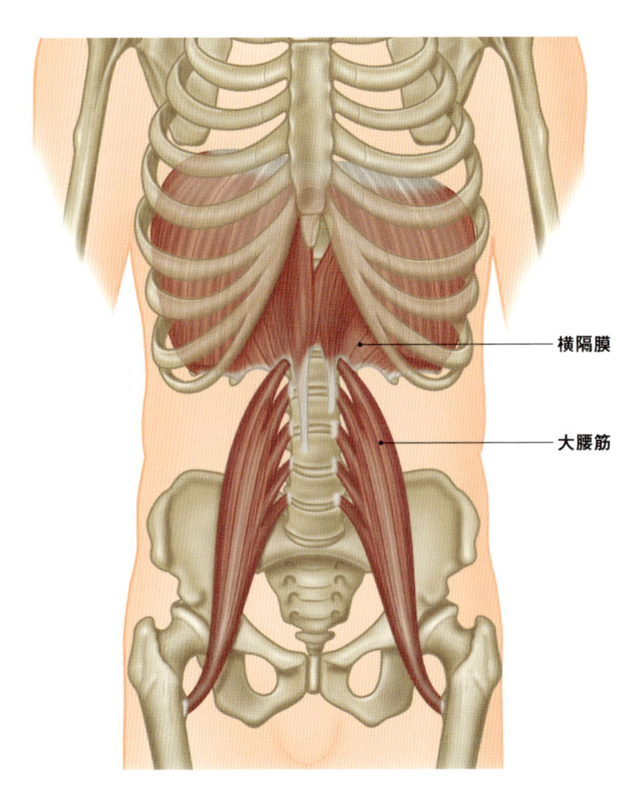

図1－8 腰筋と横隔膜は、太陽神経叢として知られている交差点で、一緒になる

• 身体全体を通じて伝達される動きと流れを生み出す。

ということになる。

リリース（緊張したり、「凍りついたり」していない）の状態で健常である限り、腰筋は多様な方法で異なる状況に適応する。続く章では、さまざまな運動によって腰筋のバランスを保つ方法を示し、人間の感情やスピリチュアルな面における腰筋の役割について述べる。

ワンポイントレッスン

腰筋は身体全体に影響を及ぼす。

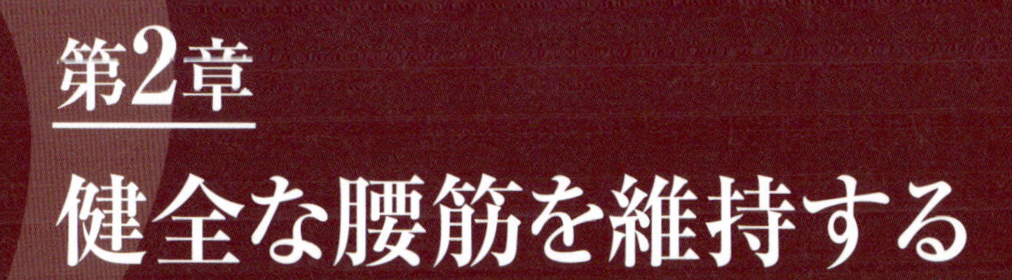

第2章

健全な腰筋を維持する

Maintaining a Healthy Psoas

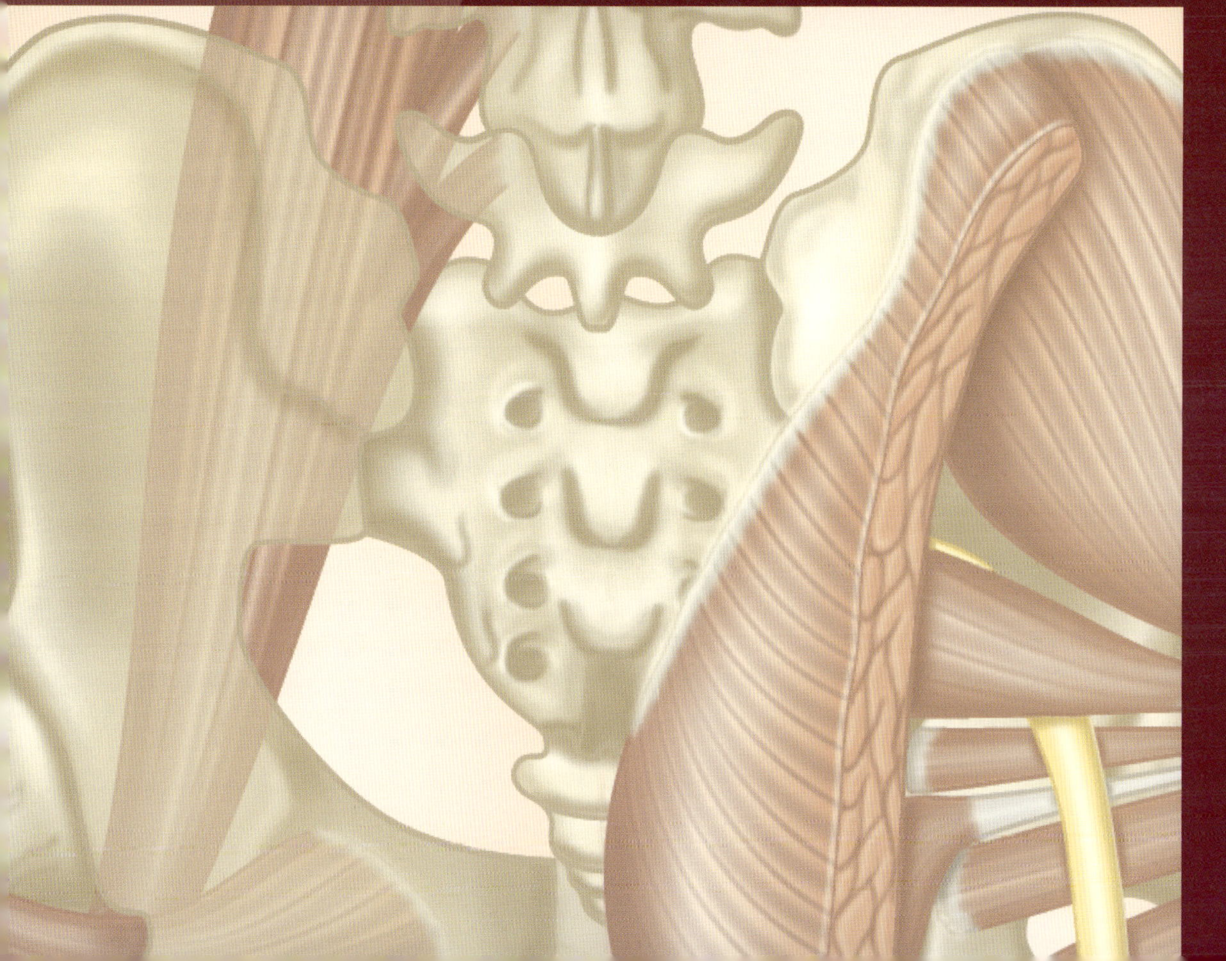

第１章で、腰筋が多くの役割を担っていることがわかっていただけたかと思う。だが、腰筋は身体の中心に位置するがゆえに、過度に働かされていることも忘れてはならない。腰筋を健常で順応性の高いものにするためには、他の筋肉は強く、柔軟でなければならない。つまり、腹筋、脊柱伸筋群、また大殿筋のような後面の拮抗筋が、強くかつ柔軟であることが重要になる。

腰方形筋や深部回旋筋のように、骨盤を中心にして身体のバランスを保つ筋肉は、腰筋を解放してくれる。腰筋は胴と下肢をつなぎ、連動させる働きを担っている。

以下のエクササイズは、腰筋に活力を与えてくれる。覚えておくと役立つだろう。

「腰筋を休ませる」エクササイズ

The "Give the Psoas a Break" Exercise

1 すべての人々のためのコンストラクティブ・レスト・ポジション

「コンストラクティブ・レスト・ポジション」(constructive rest position: CRP)は、アメリカで長年にわたって指導されてきた姿勢である。20世紀初期、ボストン、それからニューヨーク・シティで、メイベル・トッドは厳しい軍隊の体育に代わるものとして、このポジションを作り出した。当初、この方法は、彼女によって「ナチュラル・ポスチュアー」と名づけられた。後に、彼女の理論は「観念運動（Ideokinesis)」と呼ばれるようになる。これは、イメージを通して筋肉の協調を改善させる、いわゆる動作上のアイディアの一つである。創造的かつ科学的であった観念運動は機能的解剖に基づき、動作が容易で模倣しやすく、主要な大学（例えばコロンビア大学、ニューヨーク大学、ジュリアード音楽院）で受け入れられた。

1920年代後期のニューヨークで、ルル・スウェイガード（トッドの元学生で、後に同僚となる）が、この種の運動を「コンストラクティブ・レスト・ポジション」と名づけた。他の学生（例えばバーバラ・クラーク、サリー・スウィフト、後のアイリーン・ダウド）は観念運動の分野において、有名な教師になった。そして、誤った身体を自然な方法でリバランシングする方法として、世界中の人々がこれを研究して、受け入れていった。コンストラクティブ・レスト・ポジションは、ジョセフ・ピラティスが戦争後にニューヨークへ引っ越して、歌手やダンサーと仕事を始めたときに気づいた概念でもある。アレキサンダー・テクニークでも、コンストラクティブ・レスト・ポジションが教えられている。

現在、コンストラクティブ・レスト・ポジションは、広く実践されている。恩恵を受けていないプロのダンサーやボディワーカーを見つけるのが難しいほどだ。

著者は、何年も前にニューヨーク大学で水平安静位として、コンストラクティブ・レスト・ポジションを教えてもらった。腹部や子宮の痙攣を抑えたり、多くの筋肉（特に腰筋）をリラックスさせたりするために今も使われている。これは筋収縮をリリースする優れた方法で、骨格を安静状態にし、中間位のアラインメントにさせる。

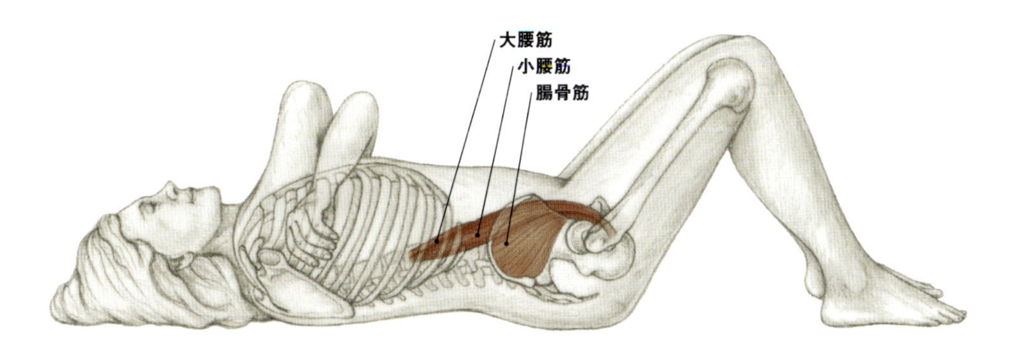

図２－１ コンストラクティブ・レスト・ポジション

方法

堅くて平坦な場所で、仰向けに横たわる。足を床に平らにつけて膝を曲げ、腰幅に広げる。頭は脊椎と一直線になるように心がける（**図２－１**）。股関節と膝と足それぞれが一直線になるようにする。筋肉の緊張のために、このポジションがとれない場合は、足を少し広げてつま先をターンイン（内側に回旋）させて、両膝を互いに寄りかからせて休ませるとよい。手は腕組みして胸に置いてもよいし、心地よくなければ床に置いてリラックスさせてもよい。コンストラクティブ・レスト・ポジションは、安静位であることを覚えておいてほしい。

《 ワンポイントレッスン 》

大腿骨を股関節窩で優しく休ませることで、股関節屈筋の「グリップ」をリリースし、脊椎は自然な曲線となる。ともに腰筋をリリースさせる。

以下のようなイメージで行うとよいだろう。この方法を指導したすばらしい教師たちをすべて挙げることはできないが、よき指導者アンドレ・バーナードとアイリーン・ダウドに礼を述べる。

①眼を閉じて、脊椎の全長を心に描く。
②エネルギーのラインが脊椎を下っていき、両脚の間で上昇カーブを描き、身体の前を上昇し、また脊椎に戻り、下っていくのを想像する。
③循環するエネルギーのラインをかみ合わせる。エネルギーが脊椎を下って流れていくよう、吸い込む。エネルギーが身体の前を上昇していくように、息を吐き出す。胴の周辺で「ジャケットを閉じるためにジッパーを引き上げる」ような感覚と似ている。
④背中でなく、脊椎中間位で一直線の脊椎に沿って、頭の重さが床に溶け込んでいくように感じる。

⑤リラックスして、筋肉を使わずに、きれいに並んでいる脊椎と骨盤に身体を支えさせる。
⑥まるで膝が上からつるされているハンガーにかけられ、大腿が一方に、下腿がもう一方にぶらさがっているように感じる。
⑦大腿に注意を向け、小さな滝が膝から股関節窩へと流れ落ち、大腿の筋肉をリリースしているのを想像する。
⑧もう一つの滝が膝から脛骨、足関節まで少しずつ流れているのを想像する。ゆっくり時間をかけること。
⑨眼と足は冷たいプールでリラックスしているように感じる。
⑩少なくとも10分間、このイメージのフルセットを何度も、ゆっくり繰り返す。終わったら立ち上がらず、片側に転がってうつ伏せになるようにして、ゆっくりと座位になる。作ったアラインメントを乱さないようにする。

腰筋は、腰椎でリラックス状態にある。この姿勢を行う間、誘導を手助けしてもらうために①〜⑩のイメージを誰かにゆっくり読んでもらうとよいだろう。また、腰筋は、股関節でリリースされる。股関節屈曲がある場合でも、抵抗に対して作動していないので、腰筋は安静状態にある。

この運動は、日中いつでも誰でも毎日できて、腰筋を休ませることができる。もしかしたら、最初にこのテクニックを行ったとき、身体的な不快感や情動的感情を経験するかもしれないが、その点については「Part 2　腰筋と感情」で詳しく述べたい。

《 ワンポイントレッスン 》

コンストラクティブ・レスト・ポジションでは、身体が重力に従うことで、バランスが保たれ、ナチュラルなアラインメントと姿勢を受容するようになる。

2 エゴスキュー・メソッド

腰筋をリリースするために非常に効果的な、別の姿勢がある。これは「エゴスキュー・メソッド」と呼ばれ、慢性関節痛を緩和するよう、ピート・エゴスキューがデザインした運動システムである（130ページの参考文献9を参照）。

原則としてコンストラクティブ・レスト・ポジションと同様で、床に仰向けになり、片方または両方の下腿をブロックまたは支柱で休ませる。支柱は、大腿骨の長さと同程度高くなければならない。支柱は下腿の重さを保持して、大腿を股関節窩に直接はまらせることで、腰筋、他の股関節、脊椎の筋肉をリリースする。うまく緩和できるように可能な限り、この姿勢を保つ。

支柱を利用できない場合、足を腰幅に広げて、壁に立てかけ、膝は曲げて腰は膝の直接下に置く。あまり腰筋を使わずに、アブドミナルクランチ（腹筋運動）を加えられる。

「中心」を理解するエクササイズ *Understanding "Center" Exercise*

1 骨盤安定エクササイズ（レベル1）

安定した骨盤の概念を理解し、実感するために、以下を行う。

1）深呼吸

仰向けになって膝を曲げる。床に足をつけ、腰幅に広げる。手を寛骨前面につけ、互いに並列になるようにする。自然に、深呼吸する。息を強く吐きながら腹横筋を動員すると、息を吐くときに腰が締まってくるように感じる。骨盤を安定させながら、少なくとも5回はフルで呼吸する。

2）骨盤傾斜

上記と同じ姿勢で、腕は両側に置く。息を吸う際は、骨盤を前傾させる。尾骨を床に残しつつ、寛骨前面の上前腸骨棘（anterior superior iliac spine: ASIS）を上方へリリースする。骨盤が後ろに傾くにつれ、息を吐き出して、床の方へ臍を押す。これをゆっくり5回行い、通常の位置（中間位の脊椎弯曲）に戻す。骨盤を中心にすることで、腰部ではなく、仙骨を床に置くようにする（**図2－2**）。

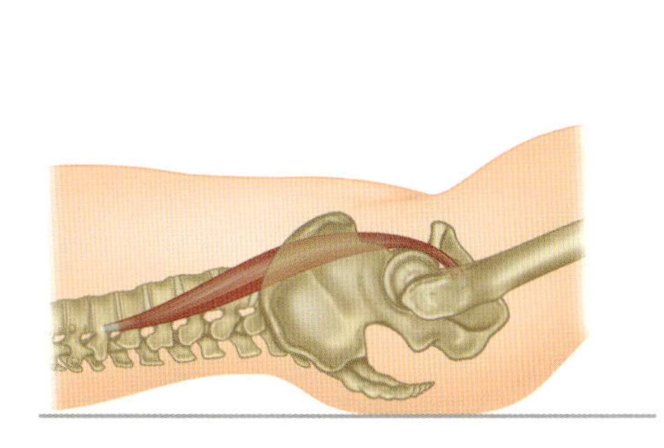
①中間位の脊椎

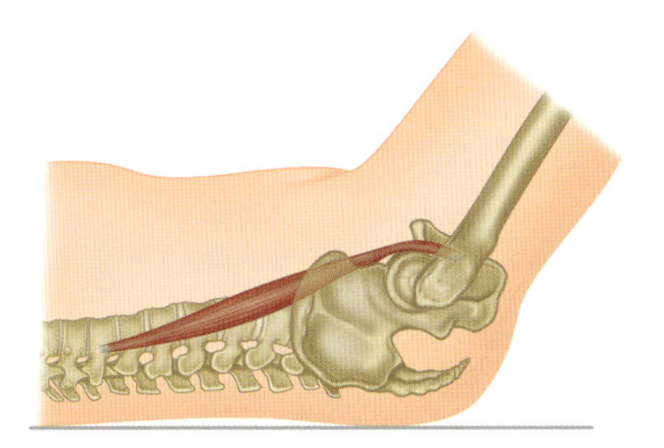
②骨盤後傾

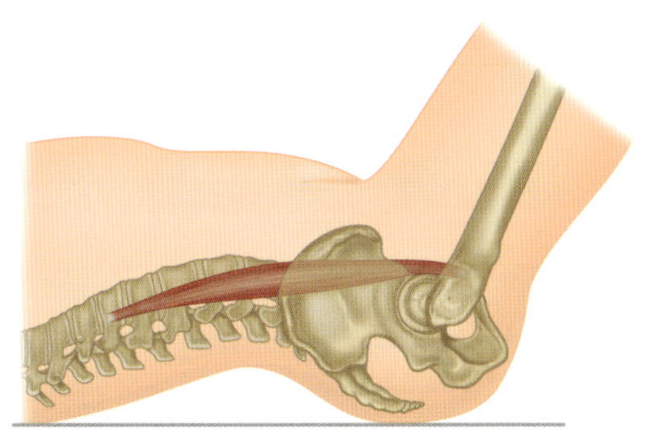
③骨盤前傾

図2－2 骨盤傾斜

3)骨盤の回旋エクササイズ

腕を両脇に置き、「1）深呼吸」と同じ姿勢で仰向けになる。足は床に押し込みながら、床から5cmほど腰を押し上げる（**図2－3**）。以下の3つの運動を行う。

①6回、腰を左右に引き上げる
②6回、腰を左右に回す（回旋させる）
③腰で8の字を6回描く

最後に、下位脊椎をロールダウンさせていき、骨盤を中間位で休ませる。このエクササイズを自分自身で行った後は、身体の中心をしっかりと感じるだろう。

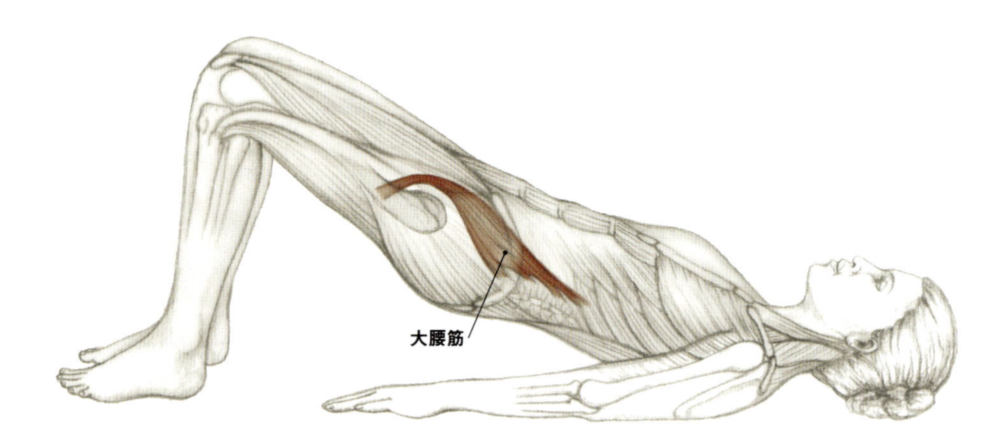

図2－3 骨盤の回旋エクササイズ

2 骨盤の動き

上記のエクササイズ「2)骨盤傾斜」「3)骨盤の回旋エクササイズ」では、骨盤を矢状面・前頭面・水平面で動かすことになる。以下の３つである。

1)矢状面

矢状面では、骨盤は前方・後方に動かすことができる（**図２－４①**）。これは骨盤傾斜（**図２－２参照**）と通常呼ばれている。基準点として上前腸骨棘（anterior superior iliac spine: ASIS）を使用する。この点は、寛骨前面に手を置くことによって感じることができる。腰椎は過伸展し、股関節は骨盤の前傾で屈曲する。腰筋と腹筋を使い、骨盤を後傾させると、腰椎は屈曲する。

2)前頭面

前頭面では、腰を引き上げるときのように、骨盤は外側、内側に移動する（**図２－４②**）。腰椎も外側に動き、股関節は外転・内転する。

3)水平面

水平面では、骨盤は内旋・外旋するが、これは非常に制限されており、仙腸関節、腰部、股関節の動きなしでは行えない。これは「ツイスト（ねじり）」の動きに似ている（**図２－４③**）。

これらの動作は、過度にストレッチさせることなく骨盤の可動性を高める。もし、仙腸関節といった過敏な部位が緩み過ぎると、刺激をわずかでも与えることになり、慢性腰痛を引き起こしかねない。さらに、靱帯が過度に伸ばされると、骨盤は関節同士の組み合わせによる硬い保持を失う。そのため、関節の安定性にシフト（29ページの※２参照）が生じてしまい、筋腱は関節を安定させるために過度に働くことになる。**腰筋も仙腸関節の問題を代償してくれるが、結果的には、過度に働かされることになる。**

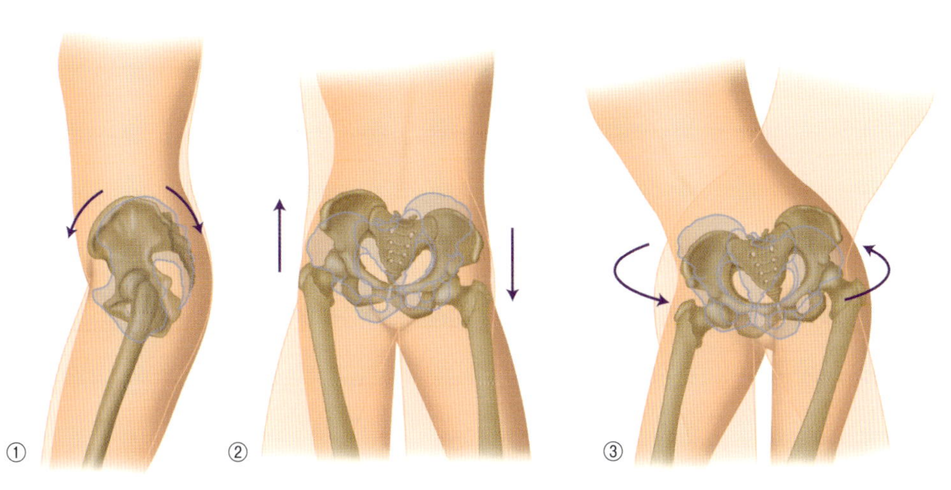

図２－４ 骨盤は、３つの面（①矢状面、②前頭面、③水平面）に移動することができる

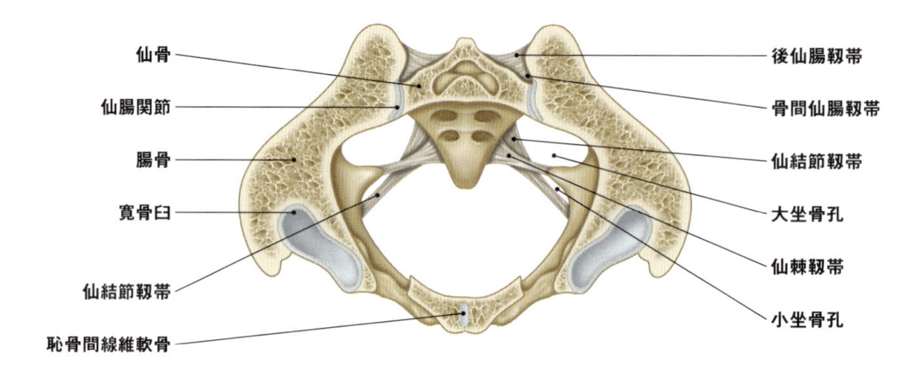

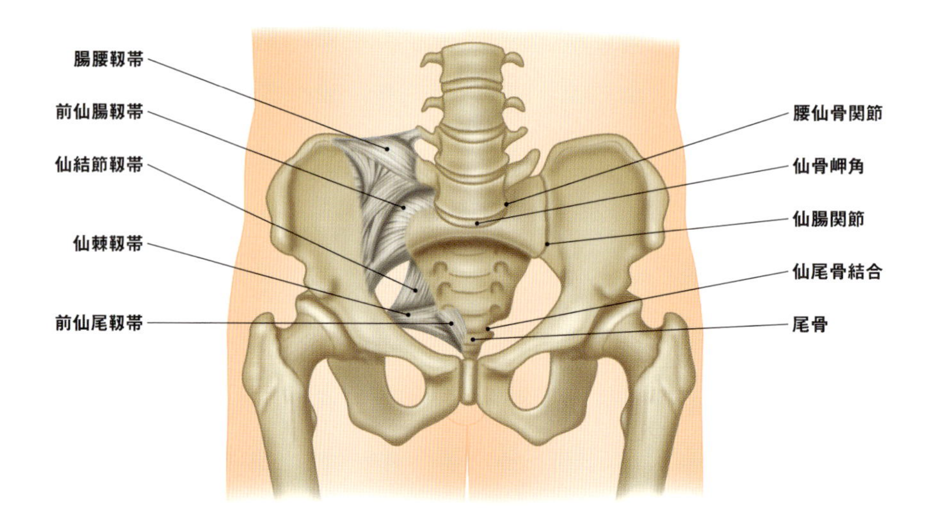

図2－5 仙腸関節（上：骨盤の横断面、下：骨盤靱帯）

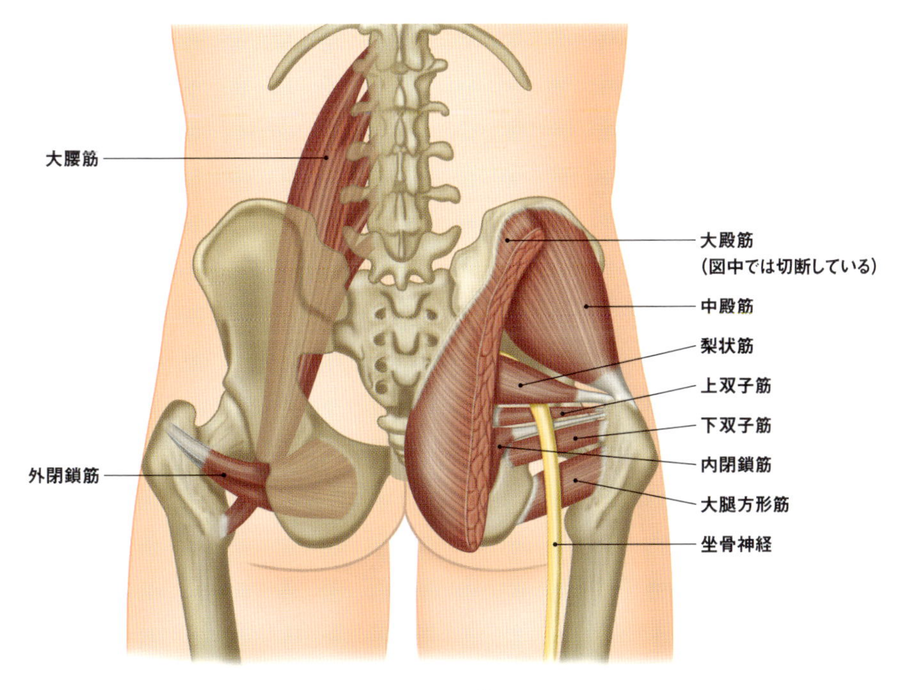

図2－6　6つの深部外旋筋

さらに詳しく説明しよう。骨盤は、２つの重要な関節部位を持つ。

それは、**仙腸（sacroiliac: SI）関節**（図２－５）と**腸骨大腿骨関節（一般的には股関節）**である。仙骨と腸骨をつなぐ仙腸関節（骨盤の両側）は、可動域が最も少ない。仙腸関節は滑走関節と考えられ、出産においてより酷使される。

腸骨と仙骨をつなぐ強い靭帯がある。したがって、出産後の女性の多くが、緩んだ靭帯により仙腸関節のシフト※2を経験すると考えてもよいようだ。これは腰部で、不快感を引き起こす可能性があるが、ゆるみを代償する強化エクササイズで対処できる。30ページで述べるスクワットは、股関節の外旋の姿勢で行う場合、この部位の理想的な強化運動である。バレエのグランプリエも有効である。

股関節にある６つの深部外旋筋（**図２－６**）は、仙骨から骨盤を横切り大腿骨へつながるため、仙腸関節で安定を補助してくれる小さな筋群である。これらは**梨状筋**、２つの**双子筋**、２つの**閉鎖筋**、**大腿方形筋**である。

図２－６を見て、梨状筋の後方にある坐骨神経の位置に注意する。筋肉が収縮しすぎると、神経を絞扼してしまい、「坐骨神経痛」の主な要因となる。33ページの仙腸関節ストレッチは、この圧力を軽減してくれる。

※２：仙腸関節で生じるわずかな関節の動きのこと。通常は、1～4°の回旋運動、１～3mmの垂直運動が認められるとのこと。

仙腸関節エクササイズ

Sacroiliac Joint Exercises

腹筋、脊柱起立筋、大殿筋、股関節の深部にある外旋筋を適切に使うように組み込まれたエクササイズは、仙腸関節を強いままで柔軟にして、腰筋を理想的な状態に保つ。このエクササイズは、骨盤安定エクササイズを補うことができる。

1 スクワット（レベル1・レベル2）

スクワットに関しては多くの神話があり、ほとんどの人々はスクワットを仙腸関節のためのエクササイズとは考えない。だが、極端な抵抗を与えることなく適切に行えば、骨盤、コア、股関節を強化し、仙腸関節と腰筋を保護するという大きな成果を得られる。

方法

①後ろに椅子を置き、立った姿勢で始める。鏡の前に立てば、姿勢をチェックできる。

②肩を上げずに、頭部より上に軽量の棒または帯を持つ。広背筋、筋膜、肋骨は、骨盤から引き伸ばされる。

③座位に近づくよう膝を曲げていき、腹筋と脊柱起立筋を使う（図2-7）。

④腰を椅子のほうへ後退させ、膝を深く曲げる。胸郭を開大させずに、頭部と胸部を前傾に保つ。大腿上部が床と平行になれば、最も効果的である。

⑤10～20秒間、座位に近づいた状態で保持して、立位に戻していく。コアと大殿筋は、この姿勢と、立位に戻していく際に作用する。

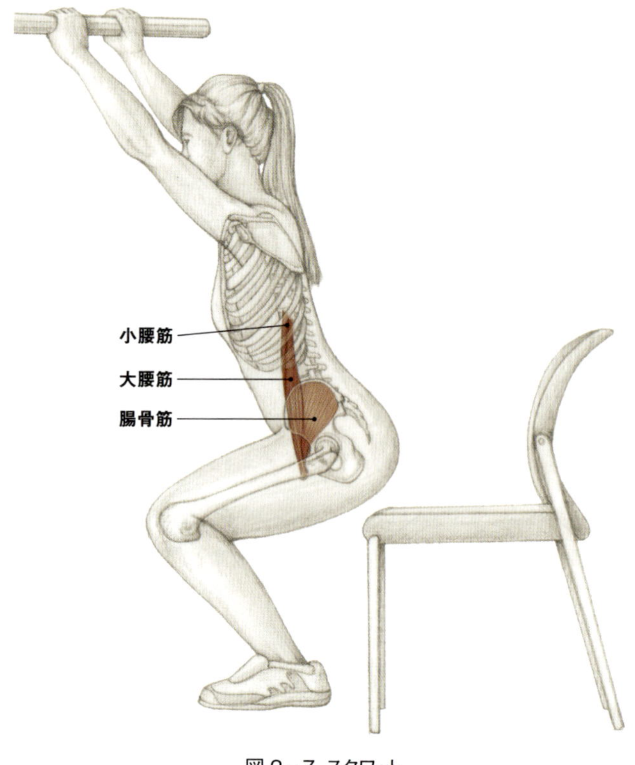

図2-7 スクワット

5～10回、このエクササイズを繰り返す。身体を上へ伸ばして、少し後方にもってくるという動作を反復し、股関節前面を開く。上へ伸ばすとき、コアと大殿筋をしっかりと使い続けるようにし、腰部は過伸展させないようにすること。

2 スパイナル・ツイスト（レベル１）

大殿筋も対象とする必要があるとき、立ちながらのスパイナル・ツイスト（脊椎ひねり）は、最も有益な回旋エクササイズである。

方法

両足を腰幅に広げ、まっすぐに立つ。骨盤を前傾に保ちながら、上位脊椎（頚椎と胸椎）を左右のいずれかに回旋させ、大殿筋をしぼり、コアを使う（**図2－8**）。優しい収縮を意識して、無理をしないこと。脊椎を伸長させ、ねじれを保ったまま深く呼吸をする。両股関節をわずかにねじることで、下位脊椎、仙腸関節、腰筋を保護する。反対側でも繰り返す。

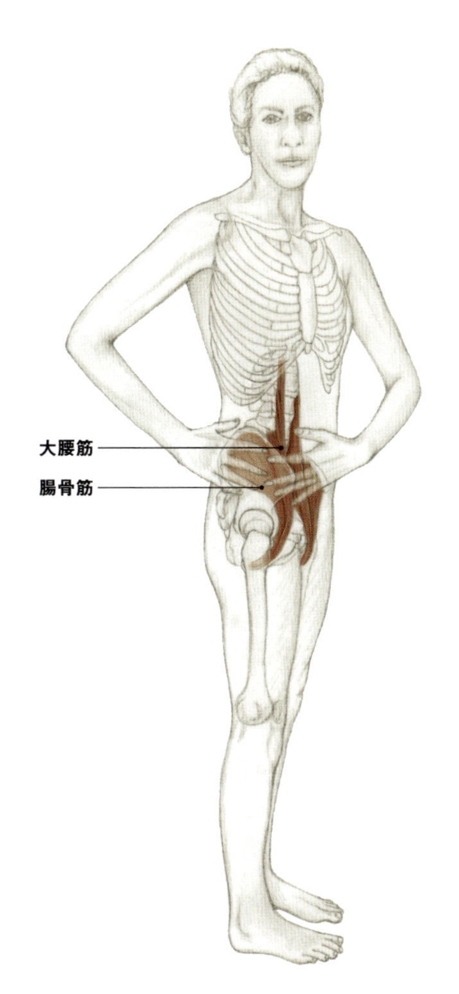

図２－８ スパイナル・ツイスト

3 ハンド・ニー・バランス（レベル1・レベル2）

方法

手は肩の下に、膝は股関節の下に置かれていることを確認し、四つんばいの姿勢になる。

①レベル1

腰の高さまで片脚を後ろに挙げながら伸ばし、前方へ反対側の腕を伸ばしていく。コアを使って、骨盤を中心に置くようにする（図2-9）。

②レベル2

上記の姿勢で、支える手と膝を同じ側にする。土台を狭くすることで、バランスをとる難易度が上がる。10～20秒間、この姿勢を保持する。さらに効果を上げるために、踵のほうへ大殿筋をリリースして、膝をたたんだ正座のような「シット・バック」の姿勢を保持する。

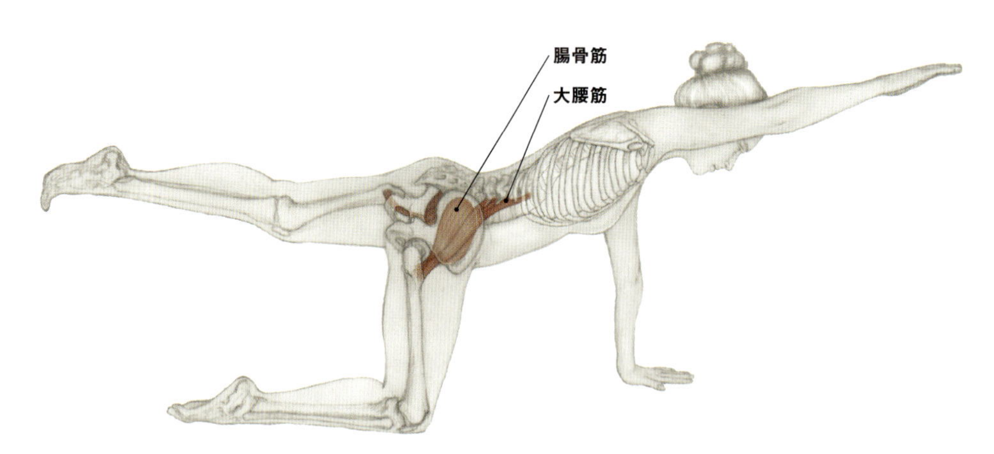

図2-9 ハンド・ニー・バランス

4 仙腸関節ストレッチ（レベル１）

仙腸関節があまりに硬ければ、以下のエクササイズで、ゆっくり伸ばすことができる。末端の腰筋がリリースされると、腰筋の上部も影響を受ける。これもまた、腸脛靱帯と小殿筋にとって大変よいストレッチである。

方法

脚をまっすぐにし、腕をいっぱいに伸ばして、仰向けに寝る。胸のほうへ片膝を曲げて、反対側に下ろす。腰も一緒に回転させる（図２-10)。肩は床につけるが、押し付けないようにする。呼吸してリラックスする。決して強制的にねじろうとしないこと。もう一方の側でも繰り返す。

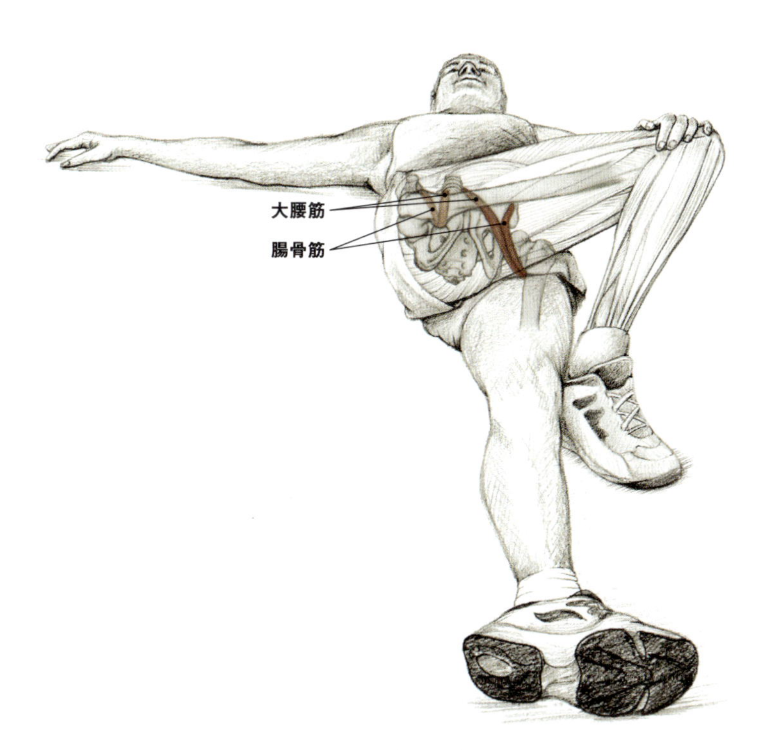

図２－10 仙腸関節ストレッチ

バランスを見つける「直立した安定エクササイズ」

Finding Balance: Upright Stability Exercises

腰筋はある意味で振り子のように作用し、歩くために脊椎から前方へ重い脚を振らせる。つまり、腰筋が動作につながるとき、骨盤がその中心となる。このことは、極めて重要である。もちろん、動作中に骨盤はわずかに動くものの、中心的ハブであることは変わらない。

骨盤は2つの面を有しており、仙骨が中央にある。両面は、互いにバランスがとれている必要がある。**腰方形筋**や**腹横筋（図2-11）**といった主なスタビライザー(安定を司るもの）の筋肉は、直立動作で骨盤を中心にして、体重移動を補助する腰筋を自由にするのに使われる。

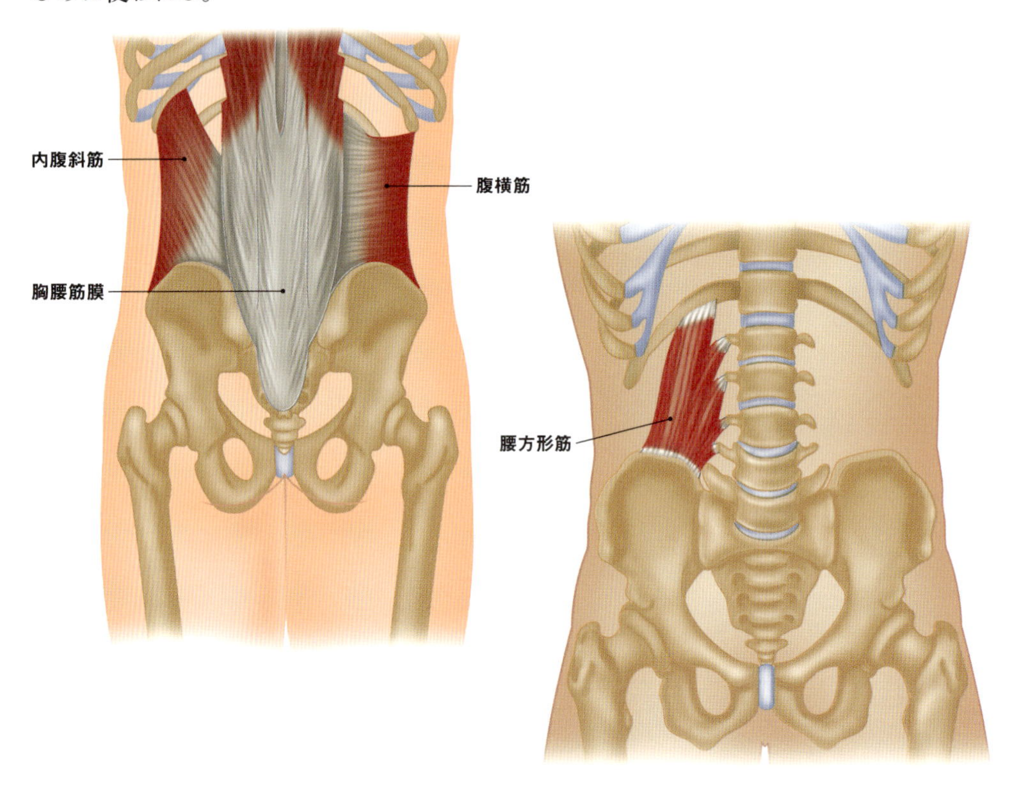

図2-11 スタビライザーの腰方形筋と腹横筋

1 揺れない歩行（レベル1）

腰を横（側方）に動かさないようにするのは難しい。骨盤を中心に保持して、脚を自由に動かせるようにする。そうしないと、腰筋を酷使してしまう。骨盤は一方が前にいくと、もう一方が後ろにいき、交互に最小限の回旋をする。脚を前方へ振り出すときは、このような現象を認める。

2 ワン・レッグ・バランス（レベル2）

ワン・レッグ・バランスを行うには、多数の選択肢があるが、以下を試すこと。

①バレエのバー・エクササイズ（例：パッセの姿勢）

片脚で立ち、別の脚を「パッセの姿勢」（膝を曲げ、股関節を外旋し、立っている膝の内側に足先を向ける）にする。両腰を水平にすることで、バランスを保つことができ、脚とコアを強化できる。バールか壁につかまり、支えている脚でプリエとルルベを行う（膝を曲げ、足裏の母指球を上げる）と、さらに鍛えられる（図2-12）。常に、膝がつま先の向きを追うようにする。

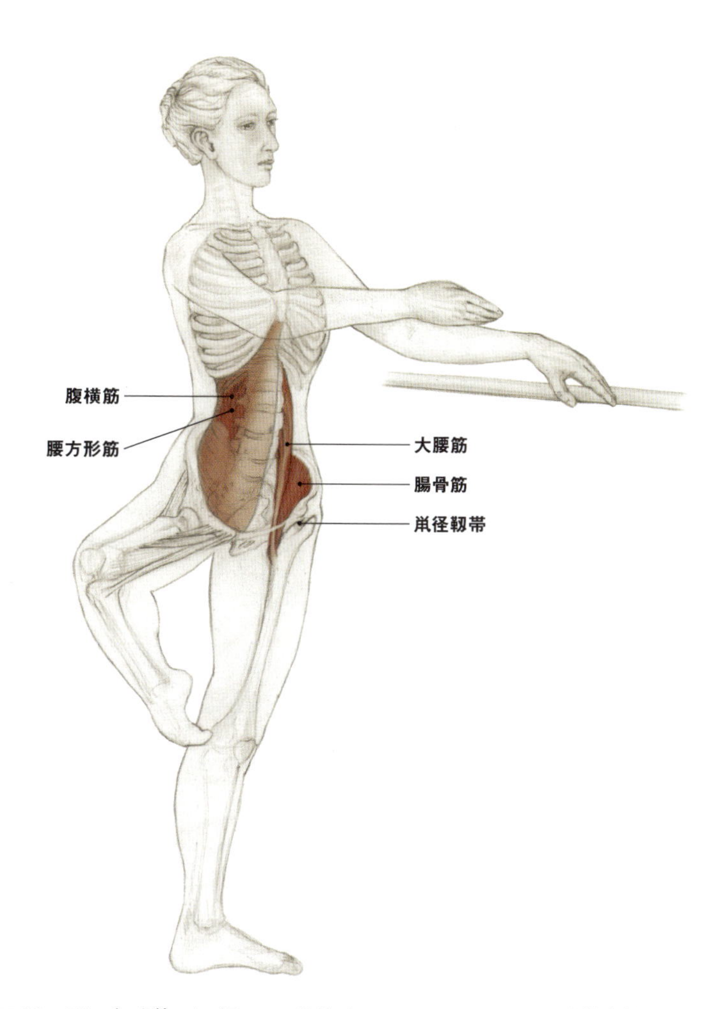

図2－12 バレエのレッスンバーを使ったバランス、サポート、アラインメントのための立位姿勢

②ヨガの姿勢（例：木のポーズ）

「木のポーズ」と呼ばれる片脚立位のエクササイズでは、骨盤を中心に用いるように、脚を高く上げても腰は引き上げないこと。脊椎を伸ばし、尾骨を落として、肩でなく腹筋を持ち上げる。胸郭をリラックスさせる（図2-13）。この型は、ほとんどのミスアラインメントを修正する。

鏡で身体を観察し、アンバランスを修正する。支えているほうの脚はアイソメトリック的に強化され、自由なほうの脚は強化とストレッチ両方が行われる。腰筋はそれぞれの側に異なって作用する。そのため、骨盤のバランスをとることで、安定、強化、ストレッチに必要なバイオメカニクス（主体力学）を補助できる。

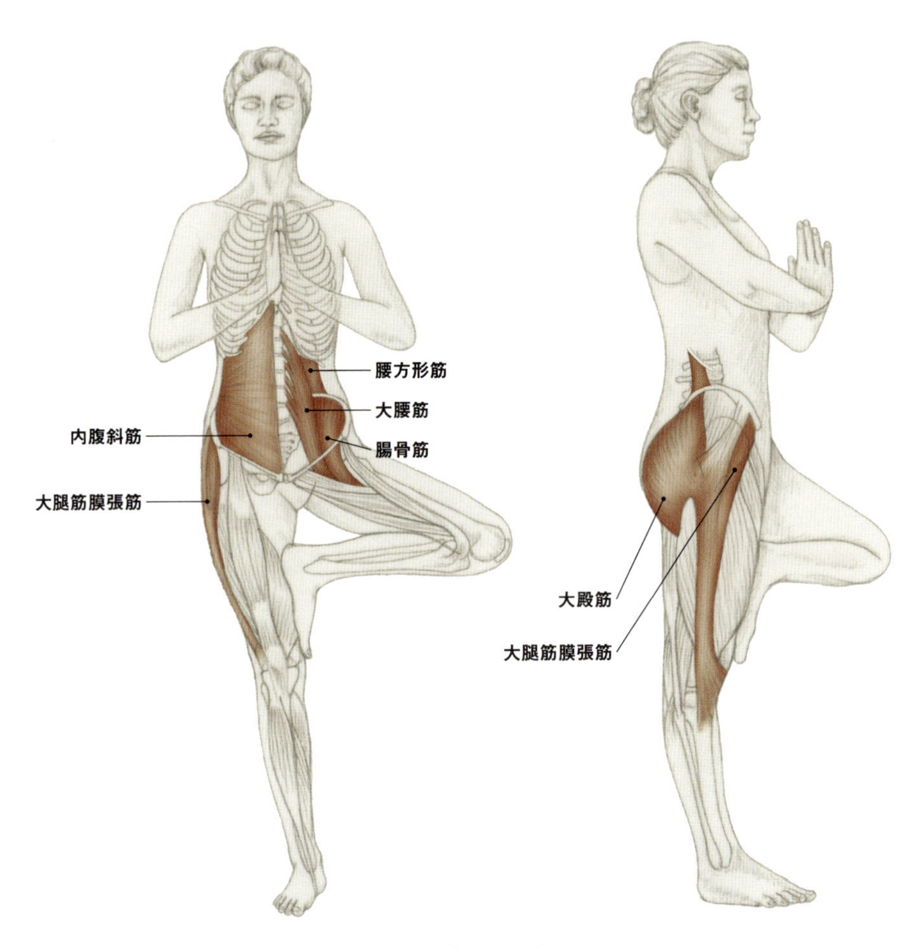

図2-13 ヨガの木のポーズ

骨盤底の刺激

Stimulating the Pelvic Floor

骨盤底筋（**図2-14**）は、脊椎の基底近くの深い下部にある筋肉の部位である。この部位には、時に尿生殖隔膜と呼ばれる筋膜が、他の筋肉（例えば、肛門括約筋、球海綿体筋、会陰横筋）とともにある。これらの筋肉は呼吸、性交、出産において重要な機能を持ち、腰筋と同じく、デリケートな神経終末の中心である。刺激されたり、強化されたりするとき、この部位はエネルギー、知覚、感情に影響する。膀胱と腎臓のような臓器も影響を受ける。

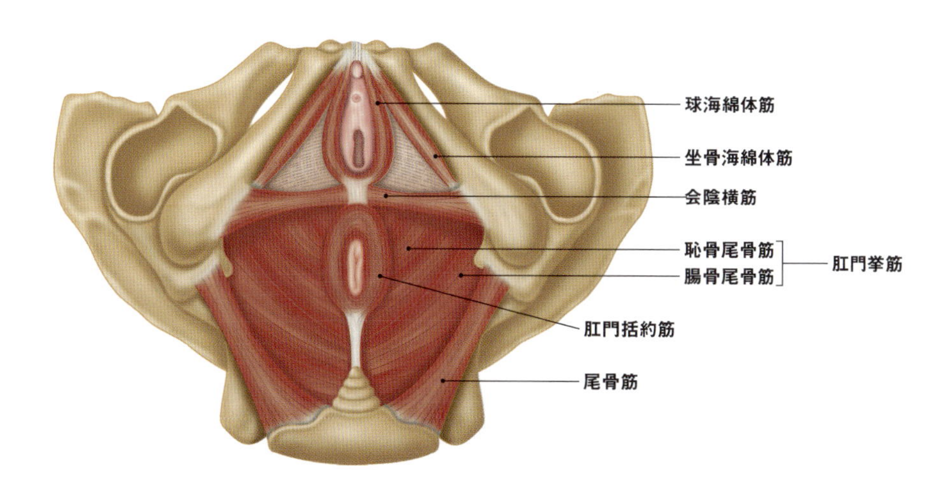

図2-14 骨盤底筋

この深部の中心を正しく形成する最善の方法の一つは、以下のエクササイズを行うことである。

1 ボール・セラピー（レベル1）

長時間座った後に行うエクササイズで、骨盤底を刺激するのに最適である。

方法

殿部の下に、小さいエクササイズ・ボール（直径10～15cm）を置き、仰向けに横たわる。足を床に平らにつけ、膝を曲げる。ボールの圧力は臓器を上方へシフトさせ、骨盤底への圧力をリリースする。それから、片脚または両脚を挙げ、ヨガのハッピー・ベイビーのポーズ（115ページ、**図9-6参照**）のように、肋骨に大腿を置くようにして、膝を曲げ、脚を開く。手は足を抱え、足は天井と平行にする。下部腹筋と骨盤底の強化のために、腰をボールから離して持ち上げる。これを5～10回繰り返す。

必要に応じて、脚を伸ばした姿勢で片脚を上下させることで、腰筋を作用させ、強化とストレッチの両方を行う。これを行うことで、腰筋を弾力的で反応しやすくする。腰の前面を開くために、中間位で脊椎をリラックスさせ、両脚を床にまっすぐにして終える。

次に、コアを安定させるために、ボールの位置を変え、腰、仙腸関節のあたりを少し高くする。ボールを中背部の片側にある脊柱起立筋に、脊椎から約3cm離して置く。ボールへの荷重を均一に保つことで、コアのバランスをとる。反対側でも繰り返す。

《 ワンポイントレッスン 》

安定させるための骨盤動作を経験すれば、腰筋を補助する正しいバイオメカニクスを強調するアラインメントのパターンが形成される。

2 ケーゲル体操

これは骨盤底筋を強くする運動で、婦人科医のアーノルド・ケーゲル博士にちなんで名づけられた。

方法

ケーゲル体操は、臥位、座位、立位で行える。簡潔に言えば、坐骨をまとめてしぼり、その姿勢を保持して、呼吸を行う。ケーゲル体操は骨盤底を持ち上げて、すべての部位を刺激して、筋緊張を改善する。これは、出産に備えて用いられ、失禁と性機能をサポートしてくれる。腰筋に対する関係は、腰筋周辺の筋肉を強化することによって、バランス感覚を向上させてくれる。坐骨をしぼっているとき、大きな筋肉（例えば大殿筋と腹筋）を収縮させないこと。尿流を制御する筋肉などの小さい筋肉は、骨盤底を組み込むために活性化する必要がある。

「骨盤底の持ち上げ」は、コア安定化の補助となる。これを伝えておけば、クライアントは理解できる。「下部腹筋を抱き締める」といったフレーズは効果的で、必要な上方への動き（骨盤底の）をつくることができる。ケーゲル体操は、バランスよく、ユニークな形で、骨盤底、腹横筋、大腰筋、横隔膜のつながりに影響を及ぼす。

コアを強化するエクササイズ *Core Strengthening Exercises*

どんなコア・エクササイズでも、腰筋を含んだ部位を強化する。最も重要なのが、腰筋は十中八九すでに酷使されており、他のコア筋肉を強調しなければならないということである。

1 サイド・ベンド（レベル１）

方法

脚を肩幅に開いて立つ。そして脊椎を左右いずれかに側曲させる（図2-15)。座位で行ってもよい。腹筋を強化してストレッチするエクササイズである。頭上に腕を上げると難易度が増す。

主動筋

脊柱伸筋群、腹筋。

インナー・コア・スタビライザー

腰方形筋、腰筋。

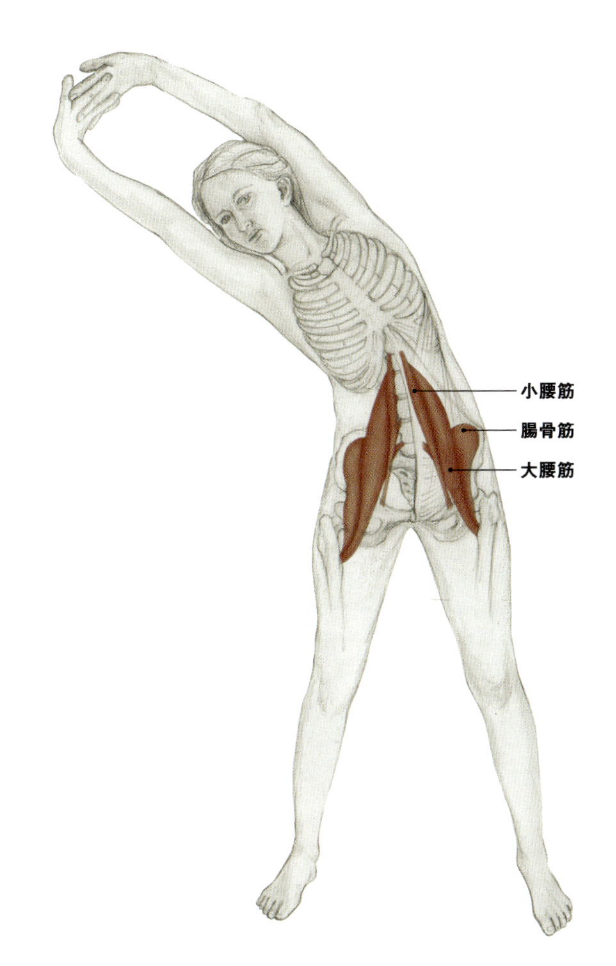

図2-15 サイド・ベンド

2 パーシャル・シット・アップ（レベル１・２）

方法

膝を曲げ、足を床につけ、仰向けに横たわる（仰臥位）。息を吐き出し続けながら脊椎を屈曲させ、途中まで来たときに、息を吸いながら一つずつ椎骨を床につけてロールダウンして戻る（図2-16）。

主動筋

腹直筋。

インナー・コア・スタビライザー

腰筋、骨盤底。

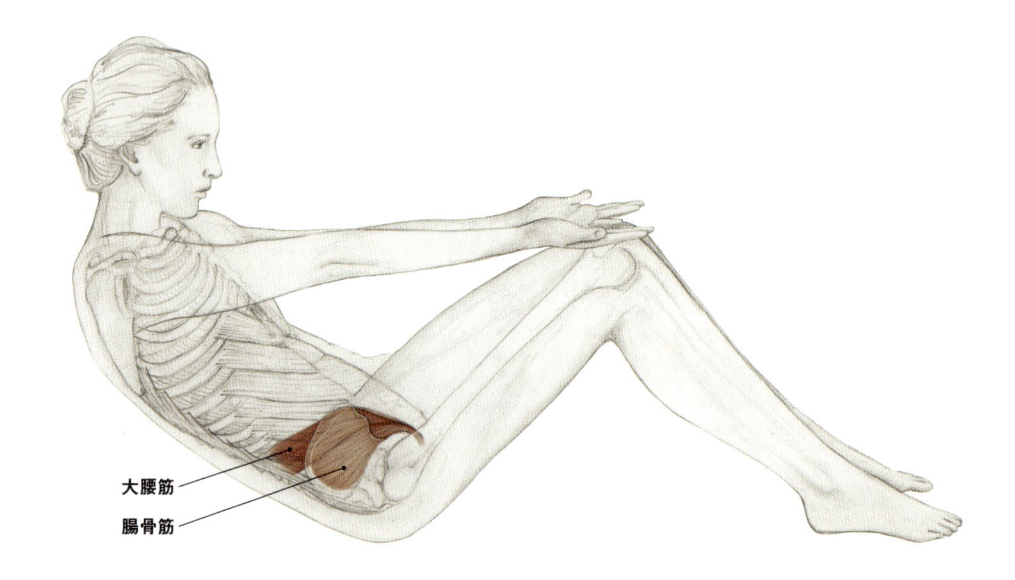

図2－16 パーシャル・シット・アップ

3 ウインド・ミル（レベル１）

方法

両腕を外側に大きく広げて立った状態から、右手で左足首を触って、上体を起こす(図２-17)。反対側でも繰り返す。これは、３つすべての動作を含んでおり、筋の強化とストレッチになる。回旋が抵抗に対して最小なので、軽度なエクササイズである。ただし、過伸展させないよう、わずかに膝を曲げるようにすること。

主動筋

内腹斜筋・外腹斜筋、腹横筋。脊椎回旋筋・伸筋。

インナー・コア・スタビライザー

腰方形筋、腰筋、横突間筋群。

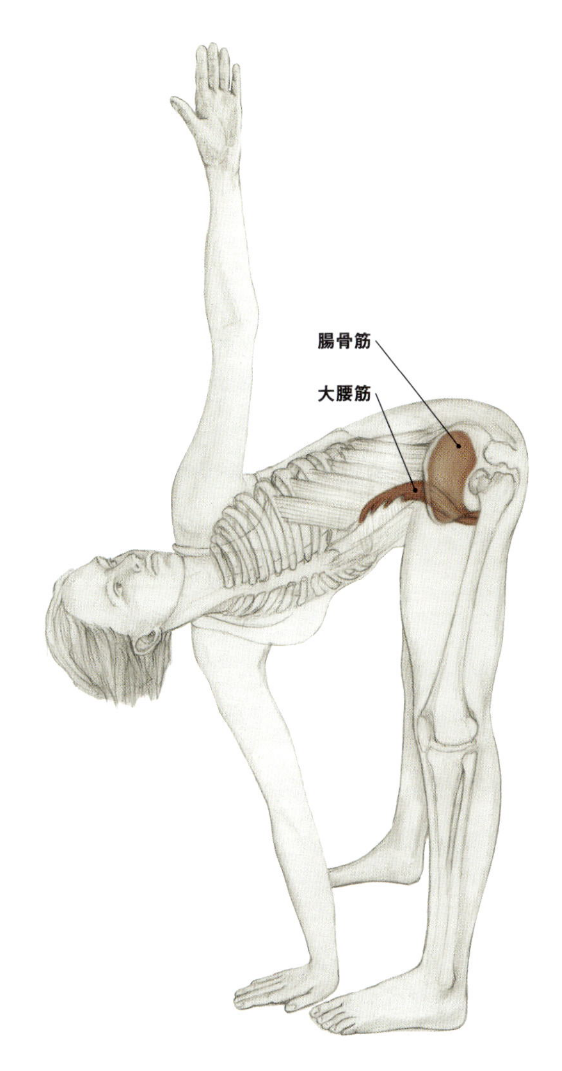

図２－17 ウインド・ミル

4 ローマン・チェア・ロテーショナル・クランチ

方法

初めに、このエクササイズは、腰椎にとって非常にハードなので、まず腹筋を鍛えている必要がある。

そのうえで、足を床で安定させて、ベンチに座る。背を丸めた姿勢で、上半身が床と平行に近づくまで、ゆっくり仰向けになる（図2－18）。元の姿勢に戻す。腹斜筋を分離させるためには、脊椎を回旋させ、戻す際は反対側でも行う。

主動筋

腹直筋、股関節屈筋。

インナー・コア・スタビライザー

腰筋、骨盤底。

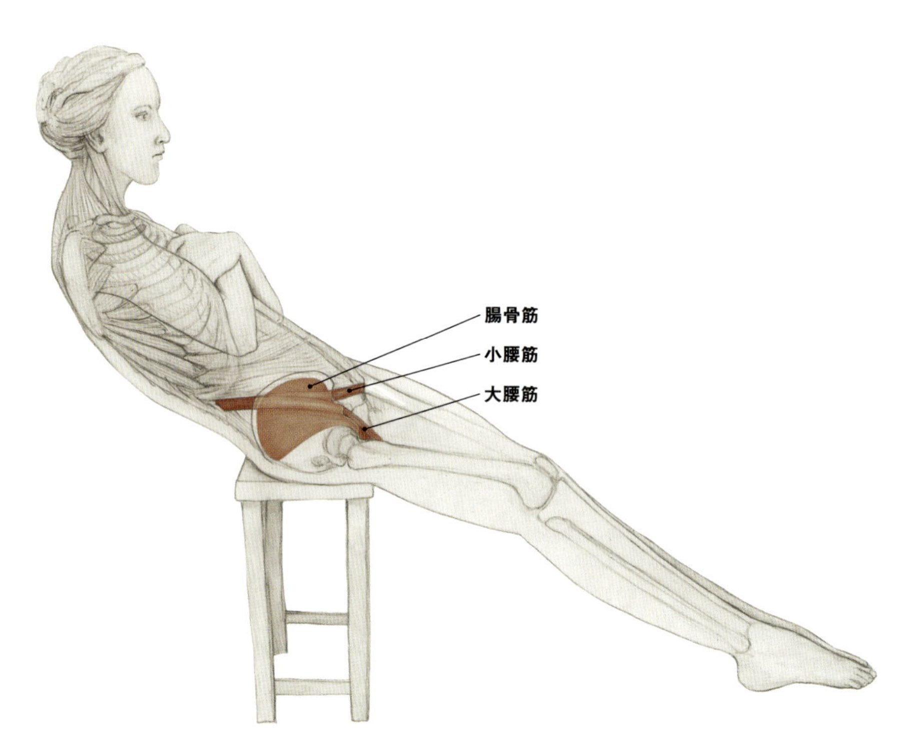

図2－18 ローマン・チェア・ロテーショナル・クランチ

5 ヒップ・ロール

方法

仰向けになり、両膝を胸に持ってくる。腕は両側に広げて置き、T字の姿勢になる。掌は下にする。両膝を倒すように片側に転がって、それから反対側にも転がる。

少なくとも5回行う。両膝が床に近づくときに息を吸い込み、中央に戻すときに息を吐き、コアを使う。腰背部痛がある場合、脚を床につけないようにする。

主動筋

内腹斜筋、外腹斜筋。

インナー・コア・スタビライザー

腹横筋、腰筋。

ストレッチ・エクササイズ *Stretching Exercises*

腰筋は付着部が多く、多くの役割を持つ。そのため、いつ、どこをストレッチすればよいのかがわからなくなる。最も重要な点は「**長時間座っていると、腰筋の下部は短縮した状態でゆるんでいる。座りっぱなしによる股関節屈曲を打ち消すのに、伸ばして広げる必要がある**」ということである。

これを行うエクササイズは以下となる。

1 上体を起こす腹筋ストレッチ（レベル１）

このエクササイズでは、下位脊椎を傷つけないように、腹筋を使うこと。

方法

うつ伏せに寝て、肩の近くに手を持ってくる。地面に腰をつけて、前方を見て、腕を伸ばしていって上体を起こす（図２-19）。腰背部痛がある場合、腕を完全にまっすぐにはせず、肩を常に耳から離して押し下げるようにする。

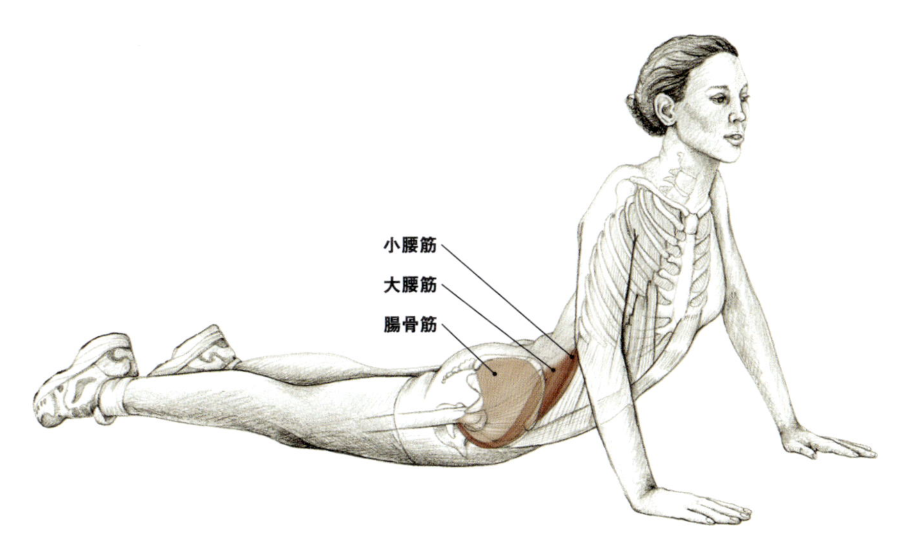

図２－19 上体を起こす腹筋ストレッチ

2 ハーフ・ブリッジ（レベル１）

方法

仰向けになって両膝を曲げる。両足は平らに床につけ、尾骨は丸めて床から離す。快適な範囲の高さまで、腰を持ち上げる（図２-20）。体重は両足と両肩甲骨に均等に配分する。仙腸関節周辺に不快感がある場合は、脚をまっすぐにして行ってもよい。

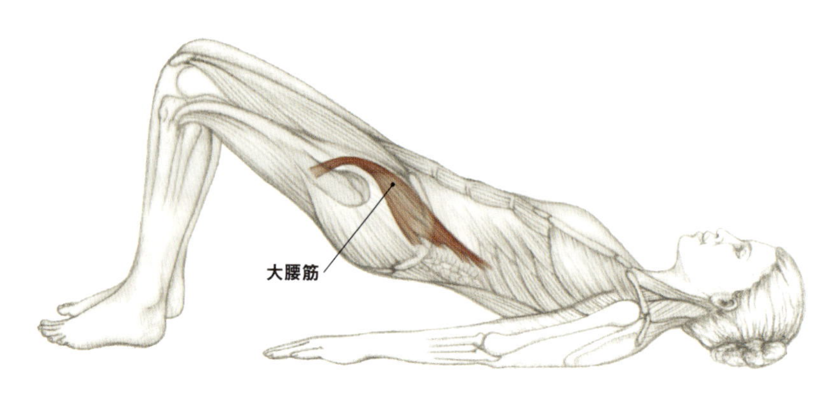

図２-20 ハーフ・ブリッジ

3 腰筋リフト（レベル１）

方法

仰向けになって両膝を曲げる。両足は肩幅に離して床につけ、腕は広げる。足は床に置いたまま、右脚を片側へ動かす。左の腰を床から上げ、ストレッチを保持する（図２-21）。反対側でも繰り返す。仙腸関節に不快感がある場合は、脚をまっすぐにして行ってもよい。

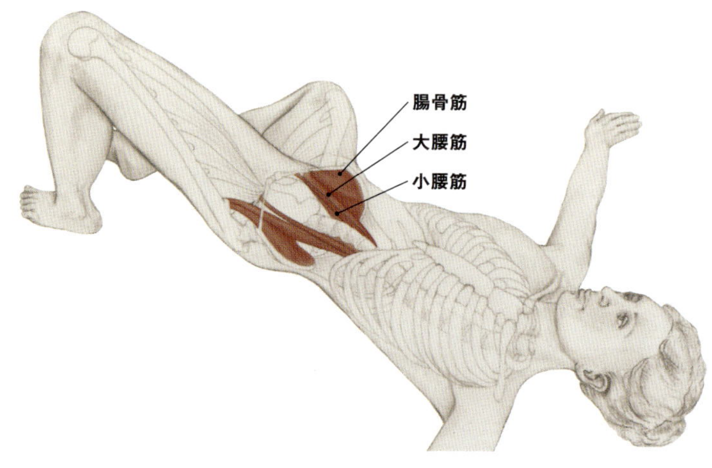

図２-21 腰筋リフト

4 ランジ（ランナーズ・ストレッチ）（レベル1・レベル2）

方法

左脚は前へ、右脚は後ろに出して立つ。つま先の真上に来るまで、前に出した膝を曲げる。可能ならば、床と平行になるまで、右脚をまっすぐ後ろに伸ばす。両足は前方へ向けて、前に出した膝はつま先より先に出さない。脊椎はまっすぐにし、手は床または大腿前面に置く。前方の脚の股関節屈筋は強化され、後方の脚はストレッチされる。約30秒間保持し、反対側でも繰り返す。

バリエーション

前方へ両股関節を押し、後方の脚の膝を床のほうに落とすようにすることで、腰筋のストレッチを強める。後方の右脚を後ろに滑走させ、踵を地面から離すことで、ストレッチを深める（図2-22）。

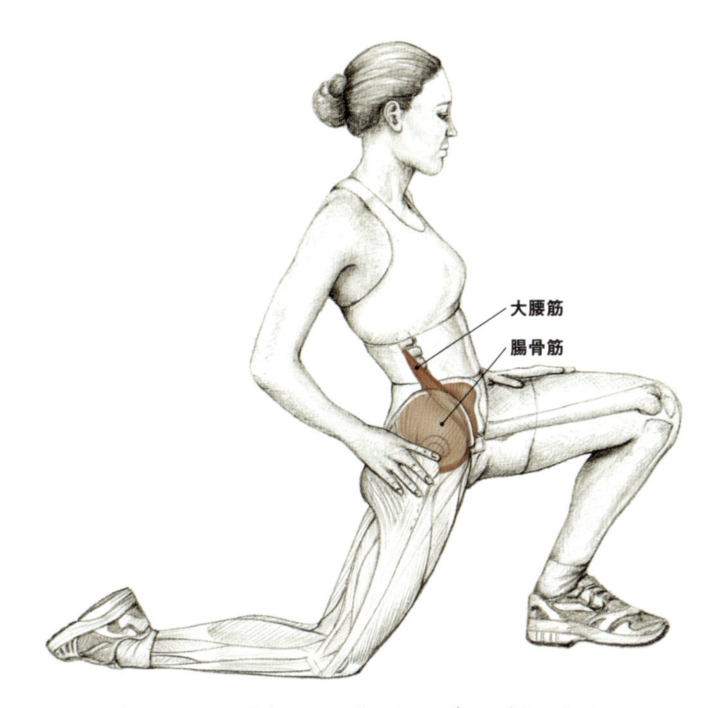

図2-22 ランジ（ランナーズ・ストレッチ）のバリエーション

ワンポイントレッスン

ピラティスにおけるストレッチに関しては「第4章　腰筋とピラティス」を参照すること。同じく腰筋部位を強化・伸展するヨガ・エクササイズに関しては、「Part3　腰筋とスピリチュアリティ」を参照。

○×クイズ

腰筋は筋肉である。
○ おそらくは最初の骨格筋の一つだったのだろう。腰筋について話すとき、通常は腸腰筋群の大腰筋を指すことを覚えておきたい。

腰筋は、腰背部痛を生じる。
○ しかし、腰背部痛は他にも理由があり、腰筋は通常、主な元凶ではない。

腰筋は股関節屈筋ではない。
× まだ議論されてはいるが、股関節屈筋としての役割は大きなものではない。しかし、腰筋は、腸腰筋群の一部としてのつながりにより、動作によっては股関節の屈曲を補助する。

腰筋は、コアの一部である。
○ 深部コアの一部であり、腰部脊柱の横突起に付着し、骨盤を越え前面につながる。

腰筋は触診できない。
× 触ることはできる。しかし、他の組織を傷めたり、「闘争または逃避」の不随意反応を刺激する代償を伴うこともある。

腰筋は3つの面すべてで動く。
○ 矢状面、前頭面、水平面に最低限の収縮・伸展ができるが、一番大きく動けるのは矢状面である。

腰筋は、単独で作用する。
× 他の多くの筋肉と相乗作用があるため、実は分離させるのは非常に難しい。

腰筋はストレッチできる。
○ 股関節で、大腿が骨盤の後方にあれば、腰筋の下部をストレッチできる。

腰筋は、スタビライザー以上に動筋である。
× 腰椎や、大腿骨のほうに近づくにつれ、腰筋はスタビライザーと姿勢筋としてより重要になる。

腰筋は、上半身・下半身をつなぐ唯一の筋肉である。○！

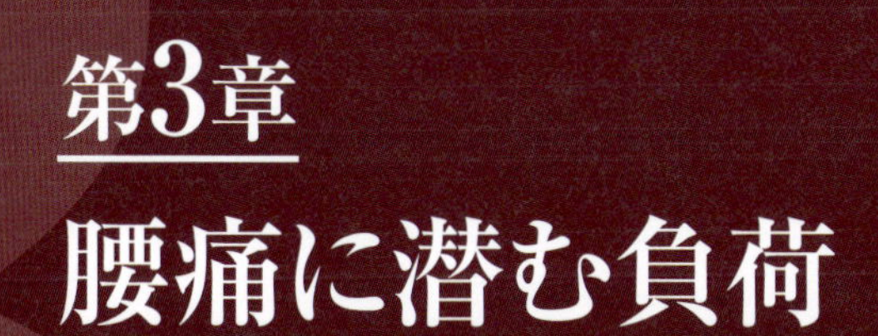

第3章
腰痛に潜む負荷

The Strain of Lower Back Pain

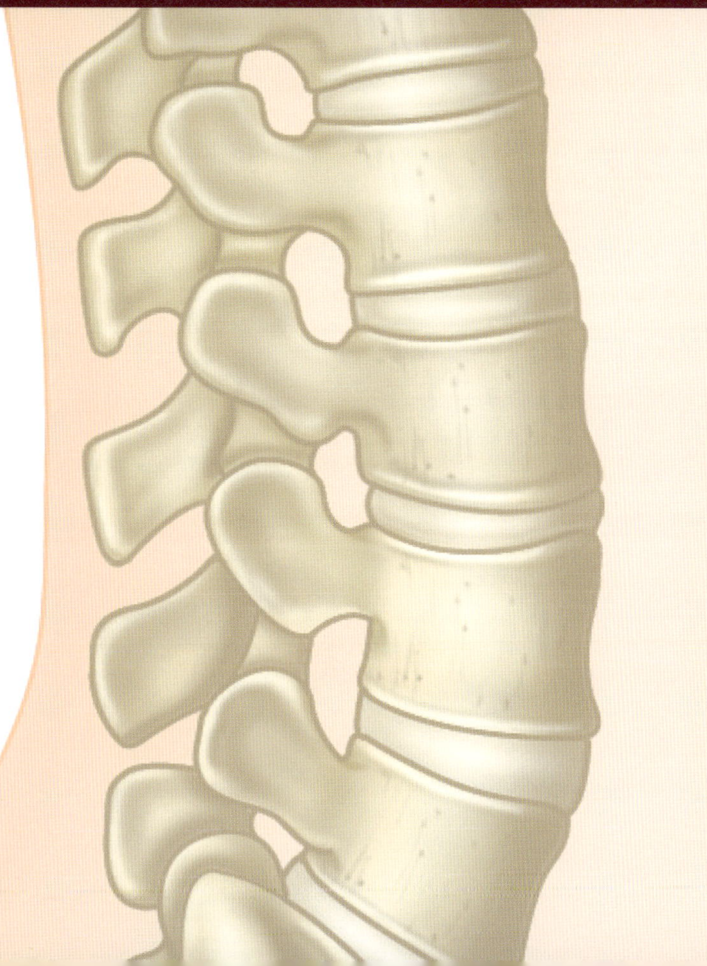

腰椎は神経、骨、筋肉、靱帯、他の組織がつながる精巧な組織である。身体で最も酷使される部位の一つで、それが「腰痛」というかたちで現れてくる。アメリカでも、腰痛は多くの患者が訴える症状で、数えきれない件数の保険金請求、失業、障害を引き起こしているため、毎年何十億ドルもの損失となっている。腰痛は、急性あるいは慢性に進行し、痛みだけではなく、「立ち上がれない」「動けない」といった症状にもつながる。

腰部の解剖 *Anatomy of the Lumbar Area*

腰椎は、サポート、可動性、結合、バランス、保護の機能を持つ点では、他の脊椎と同じである。他の脊椎との違いは、その位置と大きさが挙げられるだろう。腰部は上肢の重さを支えるため、腰椎は大きく厚くなっているが、このせいで動作を制限することもある。また、腰椎はコアの構成部分としても重要と言える。

腰椎は全部で５つあり、ほぼ身体の中心に位置する。これらは他の脊椎の骨よりも大きく、厚く、そして、重い。腰椎は前弯曲線を描いており（**図３－１**）、胸部の後弯曲線と釣り合うようになっている。椎間板（骨の間にある軟骨）は、椎体の３分の１の厚みで、屈曲、伸展、側屈の動きを可能にする。しかし、回旋は、脊椎後部の突起のまっすぐな突出、短さ、分厚さと、椎間関節（上・下関節突起の関節形成面）の方向により、制限される[※3]。

※３：腰椎が回旋を制限されている関節であることは、指導者であろうがなかろうが、人として認識しておくべき重要なポイントである。

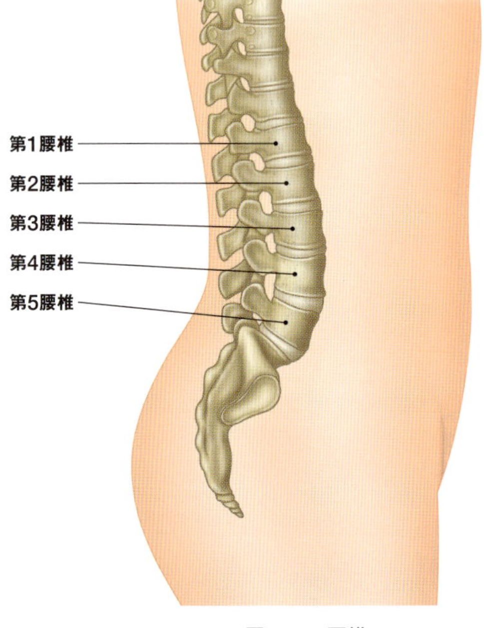

図３－１ 腰椎

これまで述べてきたように、腰筋は腰椎においても中心に位置し、腰椎横突起に付着している。したがって、腰筋は、腰部の状態や骨盤の位置制御に影響を及ぼす主な筋肉の一つと言える。下位脊椎と骨盤は、相互依存している。適切に機能するために、互いにバランスのよい位置関係にないといけない。釣り合いがとれないと、上位脊椎から足まで、他の部位に影響を及ぼし、顎の緊張さえ引き起こす。基本的に、身体の全体にわたって影響を受けるが、特に腰部が影響を受ける。

腰痛の原因は、各個人で確定するのが困難である。以下は痛みの一般的原因のリストである。

- 姿勢の悪さ
- 筋力の弱さ（腹筋、腰筋、脊椎起立筋）
- 遺伝
- 突然の損傷
- 椎間板の問題
- 老化
- 過体重
- 神経障害

そのほか、年齢、国籍、性別などの要因もあるが、腰痛がよく起こる年齢層は30〜60歳である。腰痛が広まった原因については、これまで多くの研究が行われてきた。多くは、座りきりの生活が増え、運動不足になったのが大きな元凶であるとしている。

腰部をサポートするための腰筋・骨盤底エクササイズ

Psoas and Pelvic Floor Exercises to Aid the Lower Back

腰筋・骨盤底エクササイズは、腰痛のために行うレベル１の10分間ルーチンである（損傷により難易度は変わる）。すべてのエクササイズは床に仰向けになって行い、毎日行える。

1 ウォームアップ

仰向けになって、膝を曲げ、足を床につける。深呼吸し、強く息を吐きながら腹横筋を使ってウエストを締めて、腰椎と骨盤を安定させる。

2 ペルビック・チルト

前方と後方へ骨盤を傾ける。ゆっくり５回行う（25ページ参照）。

3 ストレッチ1

仰向けになって、膝を胸にまで引いて、深呼吸しながら最大１分間保持する。

4 ストレッチ2

足首を互いに交差させ、膝を曲げ、両脚を左右に5回動かす。手は横に広げる。脚を入れ替えて、繰り返す。33ページの別バリエーションも参照。

5 脊椎の分節化：ハーフ・ブリッジ

44ページ参照。脊椎を丸める前に、坐骨をまとめてしぼるトレーニング（ケーゲル体操）を追加する。

6 脊椎の安定化と強化

このエクササイズは腰筋と股関節屈筋を作用させる。仰向けになって片脚を約30cm上げてから、下げる動作を5回行う。脊椎と腹筋を伸ばし、骨盤を安定させる。逆の脚でも繰り返す。両脚で行わないこと。腰部に大きな負荷をかけてしまうので注意する。向きを変えて、伏臥位でも同じことをする。コアを使っていることを確認すること。

7 クロス・レッグ・ストレッチ

クロス・レッグ・ストレッチは、仙腸関節、梨状筋、他の腰部の筋のために行うストレッチである。仰向けになって、一方の膝を互いに交差させる（大腿はくっつけて）。上にのせた脚の反対側にゆっくり曲げて、約10秒間保持する。次にもう一方の側に曲げて、10秒間保持する。脚を替えて、繰り返す。

8 クールダウン

コンストラクティブ・レスト・ポジション（22～24ページ）を行う。

《ワンポイントレッスン》

呼吸のトレーニングは重要である。資格のあるインストラクターとのプライベート（個人）セッションが役立ち、姿勢の乱れや呼吸の用い方の誤りを修正する指示をしてもらえる。

腰痛の原因：シナリオ

Causes of Back Pain: Scenarios

シナリオ1：週末アスリート

ほとんどの人は、自分が週末アスリートだと自認していない。自分が「毎日のようにトレーニングを行う本気のアスリートではない」という事実は認めたくないものだ。

だが、学生やプロを問わず、何百万もの人々が多くの時間を座ることに費やし、動く時間は少ないのは、厳然たる事実だ。時間はいつでも考慮すべき問題で、いくつかの例を挙げれば、仕事、子育て、通勤、勉強といった日常生活のストレスは、健康をいたわる貴重な時間を奪っている。

時間の管理は重要であり、時間の管理がうまくできないことが、講座やビデオなどの新しい産業を生み、たいていは知的な人々が日常生活の送り方について助言や教えを受けている。多くのことが自分の健康に害を与えているので、私たちは皆、罪の意識がある。腰痛のような身体にとって有害なことが生じるため、身体のコンディショニングの問題は早くから注目されている。

シナリオ２：子ども

そろそろ、ほとんどの人々が子どもの肥満傾向に気づいている。アメリカでは、誤った食習慣と座り方が、子どもの健康に多くの影響を与えたと考えられている。

2009年、ファーストレディのミシェル・オバマは、「レッツ・ムーブ」のプログラムを通してホワイトハウスで取り組む中心の問題として、子どもの肥満問題を選んだ。両親、子ども、教師、指導者、医療関係者を団結させ、地域の努力と国民的注目により、この流行病を抑えることが望まれる。過体重は腰部に影響するため、とりわけ、運動がこのプロセスに加えられる必要がある。

シナリオ３：オーバーアチーバー

上記の２つの状況とは大きく異なるのが、このケースだ。本書の必要上定義するが、オーバーアチーバーとは「運動マニア」、つまり、過剰にトレーニングする人で、「タイプA（真面目タイプ）」の例である。このような人は、いつ止めるべきかをわかっていない。放っておけば、毎日、何時間も運動しかねない。身体は疲労しても、運動を続ければ、関節や筋肉の状態に影響を及ぼす。適切に運動を続けるのに必要な栄養を十分にとらず、極端に過負荷をかけているという点でも望ましくない。

以下でゲイリー・マシラック博士が紹介しているのは、まさにそんなケースだ。

腰筋に関する話：わかりにくい6パックの腹筋のケース

Psoas Story: The Case of the Elusive Six-Pack ABS

［ゲイリー・マシラック博士, D.C., P.T., C.S.C.S.*］

W博士は、私の診療室を紹介された28歳男性で、腰痛の症状がある。研究では、10人中8.5人以上が人生のある時点で腰痛を発現し、日常生活に影響を受けている。

臨床医の課題は、常に患者の症状の原因を決定することである。それはまさしく探偵のようである。私は、患者が診療室に入ってくる際の歩き方、話しているときの座り方、いろいろな方向への胴の動かし方、特にしゃがみ方をヒントにしている。股関節の可動性、下肢筋系の柔軟性、コアの強さはまさに評価で重要となる2、3項目である。

臨床医の診察で最も重要な構成要素は、詳細な病歴をとることである。W博士はこのプロセスの間にいくらか動揺したようだった。私は彼の反応が単に痛みだけからきているとは思わなかった。強い不快を感じているかどうかを丁寧に尋ねると、それよりも、２週間も日常的な動作ができなくてイライラしていると言った。健康に見えたので「痛みから最近、運動が難しくなりましたか？」と尋ねた。日常的に運動する人がある理由でやめなければならなくなると、天然の鎮静剤や、気分がよくなる化学物質エンドルフィンが奪われ、やや怒りっぽくなるからである。

W博士が「真面目タイプ」の人間であることに気づき、彼の運動がどのような内容かを知る必要があると考えた。エクササイズの誤ったパフォーマンスや特定のエクササイズを過剰に行うことで、筋肉がアンバランスになり、症状の元凶となる。W博士から「１日につき1000回の腹筋運動（500回の２セット）をしていた」と明かされると、私は「痛みの主な原因を見つけた！」と思った。

最終的には診察で、腰椎が圧迫・刺激される病態である、腰椎椎間関節症が明らかになった。彼の腰部においては、本来の正常な凹アーチ（脊柱前弯）が明らかに過度の前弯となっていた。評価により、両側の股関節屈筋の著明な緊張と、大腰筋の両側の触診で激しい圧痛が明らかになった。加えて、検査で腹筋下部と大殿筋の著明な虚弱も見られた。これは週５回、１日２時間トレーニングする人にはありえないケースである。毎日行う1000回の腹筋運動の一つを説明するように頼むと、彼はエクササイズの内容を示した。示したのは基本的な腹筋運動であった。

W博士のエクササイズは、日常的に行うバランスのよいトレーニングからはほど遠く、筋肉のアンバランスな状態に全然アプローチしていなかった。これが実は繰り返し傷めてしまう原因だったのだ。通常行っていた彼の腹筋運動は、主に股関節屈筋を利用し、弱い腹筋の埋め合わせをしていた。適切な指導とフォーム、正しくコアの筋肉（骨盤底、腹筋下部、腹横筋）を整える知識とともに、腹筋運動を行う必要があった。私は異なる種類のエクササイズで腹壁をトレーニングするのを好み、上述のスタビライザーの筋肉を適切に補強し、股関節屈筋と腰筋が活動過多になり、代償が入らないようにしている。

リバース・クランチは、通常のクランチより好ましい。リバース・クランチは、胸に膝を最大限持ってくることで、股関節の屈曲を補助する位置に腰筋を置く。腹筋は脊椎ではそれほど作用しない（胸まで膝を引いて、下位脊椎を床から離す動作）。正しい指示が明らかに必要で、習得するまで、フォームをモニターする必要がある。

W博士の軟部組織に働きかけて、股関節屈筋のリリースを行った。3つすべての面で腰筋に適切なストレッチ・エクササイズを行う方法を彼に指導した。加えて、殿筋、腹筋下部、他のコアの筋肉を強化するエクササイズと指導を行った。

3～4週間で、これらのエクササイズはW博士の背中の過剰なアーチを緩和し、腰痛を軽減した。これまで1カ月にわたり、医師としてW博士自身で治療を試みたが、真の改善が見られなかったため、彼は私に「どうやってそんなに早く原因がわかったのか？」と尋ねた。私は、彼の症状のすべての手掛かり（特に病歴）を論理的に調べた後、腹筋運動の不適切な実行が原因であると最終的に推論したと彼に伝えた（残念ながら……W博士の名字はワトソンではなかった）。

*ゲイリー・マシラック博士は、ニュージャージー州のスパルタにある複数の専門が集まるリハビリテーション・センター「インテグレーテッド・ヘルス・プロフェッショナル」の院長・共同経営者である。彼は、カイロプラクティック※4、理学療法士、認定ストレングス&コンディショニングスペシャリスト、整形外科専門医の資格を持つ。23年間、診療に携わり、プロから若者のアスリートまで各種の整形・スポーツ外傷を治療してきた。全国的にリハビリテーション方法の講義を行い、専門の学術誌や「ランナーズ・ワールド」、「スポーツ・イラストレイテッド」といった雑誌に寄稿してきた。

※4：日本とは違って、米国では法制化された資格がある

もちろん、他にも多くのシナリオがあるが、上記の3つは広範囲に及ぶ。腰痛を軽減するエクササイズや姿勢は、この本を通じて見つかる。付録の「股関節屈曲であふれる、この世の中」も貴重な助けになるだろう。

「第4章　腰筋とピラティス」は、ピラティスの特定のコンディショニング・プログラムと、それが腰筋と腰部にどう働くかについて（誤ったやり方で過度になることも）述べる。

どんなエクササイズ・プログラムにおいても、覚えておくべき最も重要なことは以下のポイントである。

ワンポイントレッスン

筋肉バランスが健全な身体の鍵である。

○×クイズ

腰痛は疾患である。
○多くの人々に影響を及ぼす病状となる特異的な障害であるため、疾患である。

腰椎が腰を形づくっている。
○一つの部位として、5つの腰椎があり、前方にカーブして腰部の主要な範囲を形成する。

腰椎は小さい。
× 5つの椎骨だけから成っているが、脊柱の他の部分と比較して椎体は最も大きく、重い。

腰椎は、3つの面すべてで動くことができる。
○これは脊椎のすべての可動部分で正しいが、それぞれ限界がある。腰椎では、その骨性の上・下関節突起でできている椎間関節の形態的な特徴のため、回旋はわずかである。

腰部の関節の動きとしての回旋は強めに行うべきである。
×骨の形状により、腰部での回旋機能は最小限であるため、正常範囲を超えた激しい動作は有害となる（ヨガ教師と生徒へ「この部位での脊椎のひねりに注意すること！」）。

脊柱前弯は疾患である。
×脊柱前弯は、脊柱での凹形または前方曲線を示すのに用いられる用語である。前弯は、腰部と頚部では正しい弯曲である。前弯曲線が著しい場合には問題が生じるが、用語自体は正常な姿勢を示す。

大腰筋と腰椎はつながっている。
○近位の腰筋の腱は、5つすべての腰椎に付着する。

腰筋は、腹筋と考えられる。
×腰方形筋とともに、後腹壁を占めるが、4つの主な腹筋の一つではない。

腰筋は、腰に影響を及ぼす主な筋肉の一つである。
○腰筋は腰部に位置し、付着しているので、腰痛のあるときは注意に値する。

座位は、腰の問題を生じる可能性がある。
○付録「股関節屈曲であふれる、この世の中」を参照。

第4章

腰筋とピラティス

The Psoas and Pilates

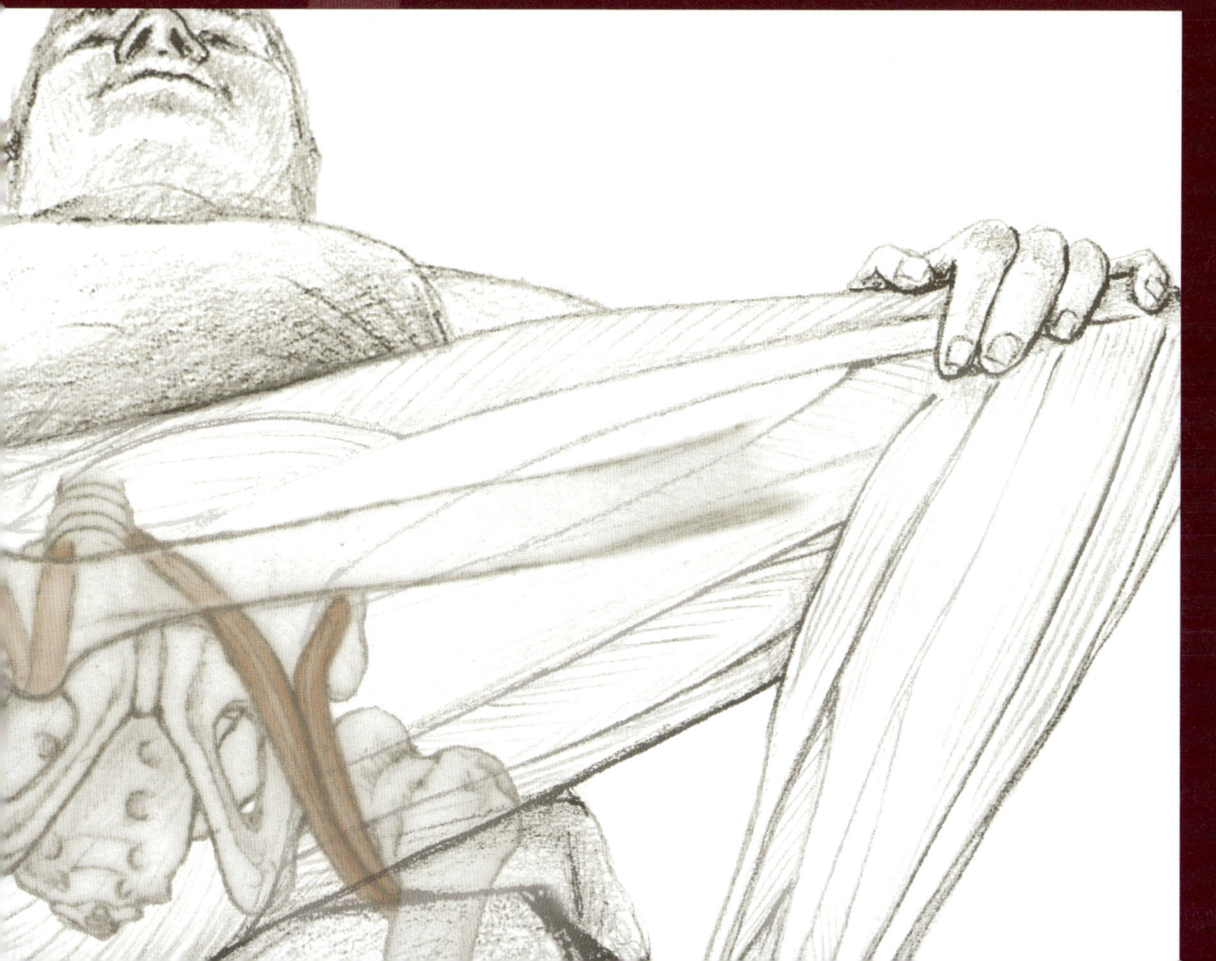

ピラティスは広く普及して、成果を上げているコンディショニング・プログラムである。そのため、本章のすべてをピラティスにあてたいと思う。

ピラティスを正しく理解すれば、認定ピラティスインストラクターは、クライアントが怪我を予防し、正しい身体各部の配置を修得し、また筋肉トレーニングに集中できるように、ワークアウトを通して効果的に指導できる。時に腰筋が大きく関わってくるので、インストラクターは受講生に中間位の脊椎曲線を説明して、床に背をつけて平らにするのではなく、中間位の脊椎曲線を意識するよう適切な指導を行わなければならない。

指導では「臍を脊椎のほうへ」というフレーズを使われることがしばしばあるが、これは腹筋と腰筋が脊椎のほうへ引き込まれるように使われるイメージで、そのとき、脊柱の伸びこそがゴールであり、決して圧縮ではない。コアが深く押しつけられてしまうと、動作の自由がなくなる。拘束されずに流れていくようなクオリティの高い動作を身につけるには鍛錬が必要で、これは一生続くプロセスである。

なぜピラティスなのか?

Why Pilates?

ピラティス・トレーニングは、一般的な姿勢とエクササイズ中の身体アラインメント(骨・関節の位置)、筋肉のバランスとその欠如、筋肉の強化、柔軟性の概念に基づいている。動きによるが、すべての部位で腰筋が構成要素となる。本章は、特定の伝統的なピラティス・マット・エクササイズに関して、腰筋のバイオメカニクス的な役割に着目する。

ほとんどすべてのピラティス・トレーニングは、股関節と**脊椎**の屈曲や伸展を行う。腰筋は、単独でなく統合的にその一部となる。腸腰筋群とつながるために、腰筋は股関節屈筋として知られ、腰椎に付着している。その役割はまだ議論中だが、腰筋は上半身と下半身につながることから、ピラティス・トレーニングのほとんどに関わってくる。腰筋は腹筋、腰方形筋、他の脊柱伸筋群が加わり、中心をなすコアの筋肉を形づくる。しかし、そのなかでも、下肢につながるのは腰筋のみである。すべてのエクササイズにおいて、これらの筋肉は、身体動作と位置制御に関して、自らの役割を果たせるよう互いに補助し合わなければならない。腰筋が唯一のスタビライザーになってしまうと、柔軟に対応できるほど十分にはリリースされない。つまり、骨盤が安定しているときに初めて腰筋は自分の「仕事」をすることができる。

ピラティスは、優れたトレーニング・プログラムだが、欠点もある。というのも、バイオメカニクス的に股関節の屈曲はたくさん行うが、ストレッチについては多くの人が思うほどは行われないからだ。しかし、いずれのエクササイズにも軸方向の伸張が示されているので、ストレッチは補完代償されている。一方で、エクササイズの時間を誤ると、必要以上のコア・トレーニングを行ってしまう可能性もある。オーバーワークの筋肉は硬くなる傾向があるため、コアの筋肉にひと息つかせることも必要である。

身心制御、安定した中心、バランスのよい流れ、運動感覚の意識、緊張させない動き、といった基本原理を知るのと同じく、あらゆるエクササイズで呼吸の合図を出すのは必須である。ピラティスを正しく、正確に、約束事を守って行うと、筋持久力と筋力は最適化される。このアプローチを理解していて、人体に関する詳細な知識を持ち、怪我をさせないピラティス・インストラクターを見つけることが重要となる。

初心者用クラシカル・ピラティス・マット・ルーチン～緊張せずに動く～

The Classical Beginner Pilates Mat Routine: Moving without Tension

以下のエクササイズは腰筋のトレーニングである。クラスで教えられる順番となっている。ほとんどのピラティスのマット（床）・エクササイズ（「ハンドレッド」を除く）はゆっくり、制御された動きに重点を置きながら５、６回繰り返す。

1 ハンドレッド

腰筋は、このエクササイズで使う筋肉の一つである。ハンドレッドは、股関節屈筋、腰椎屈筋、下部脊柱伸筋群としての腰筋を少し強化できる。

方法

仰向けになって、頚椎を屈曲させる。足は膝を曲げて床につけるか、または床から上げる。下肢をまっすぐにして地面に対して90度の角度にしたり、45度（**図４－１**）にしたりするのは上級となる。姿勢を保持し、「ハンドレッド」つまり100回にわたって、両腕を上下させる。両腕は身体の脇でまっすぐ伸ばす。この姿勢は前頚筋も強化する。

下肢を地面に対して約90度の角度にすると、骨盤が固定され、腰筋は脊椎安定の補助を行う。下肢を地面に対して約45度の角度まで下げると、腰筋は腸骨筋とともに二次的に作用する。腕を100回上下するエクササイズを行っている間、腰筋は腹筋と一緒に、

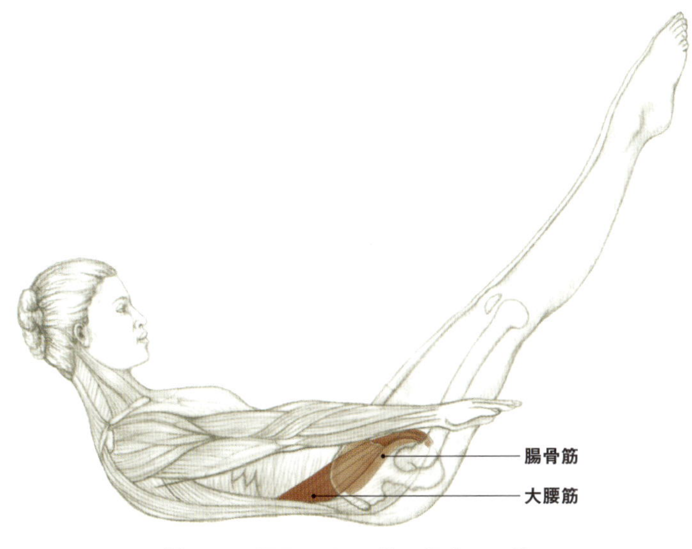

図４－１ ピラティスのハンドレッド（レベル2）

上位腰椎を屈曲させ、屈曲位を安定させる。脊椎を中間位に保つために、下位腰椎は屈曲させないよう注意する。

膝を曲げる場合は、ハンドレッドはレベル1のエクササイズとして始められ、それから前述したレベル2（45度）に進むことができる。

2 ロールアップ

ロールアップは、すばらしい腰筋のトレーニングである。このエクササイズは後半になると、股関節と脊椎が屈曲されて腹筋への重力の負荷が少なくなっていき、腰筋はさらに強く収縮する。腰筋は動きに反応して脊椎の近傍におさまる瞬間がある。

通常、ロールアップは、基本のピラティス・クラスの最初に行われる。しかし、長年にわたって教えてきて感じることは、脚をまっすぐにして、腕を前方に向けるロールアップは実は多くの人にとって中級の動きだということだ。

方法

仰向けになって、**腰椎**を屈曲させる。初めは膝を曲げて、床に踵をつけて行ってもよい。両手を床につけ腰部を補助し、屈曲させるときに身体の両サイド、そして腰筋を均等に作用させることで、筋肉への意識を高める。ロールダウンで後ろに戻っていく動きも重要である。

これを簡単にできて、背部がよく反応するなら、脚をまっすぐにして通常のロールアップを行えるだろう（**図4－2**）。脚をまっすぐにしたロールアップはレベル2で、腹筋、腰筋、統合された筋肉が十分に強い場合のみ行うことができる。

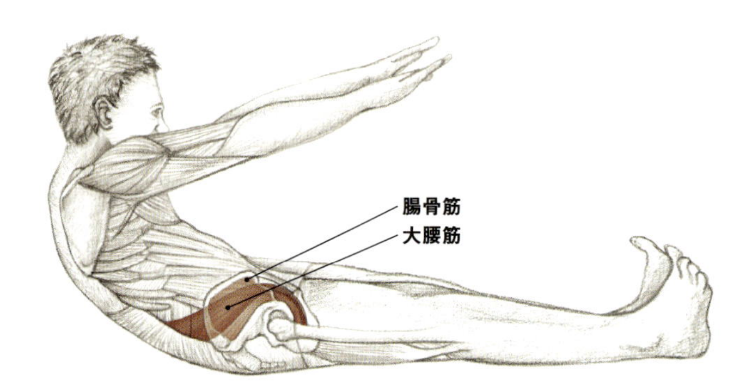

図4－2 ロールアップ（レベル2）。腕を前に伸ばし続けながら、肩は後下方に押し下げていく

ワンポイントレッスン

腰筋が非常に多くの動きに関わることを考えると、知らないうちに過度に働かされ、非常に弱っている可能性がある。覚えておくべき最も重要な概念は、腰筋が、強化や緊張に限定することなく、すべての役割で正しく機能する必要があるということである。

3 シングル・レッグ・サークル

シングル・レッグ・サークルは、腰筋の観点から見ると興味深いエクササイズである。このエクササイズでは、脊椎は脊柱伸筋群、腹部、そして床によって固定される。腰筋は腰部で動きを補助する。下肢を地面に対して約90度まで挙上し、股関節の内転、伸展、外転、屈曲の動作をすべて行う。回旋も加えて均等なきれいなラインの円を描く（**図4－3**）。大腰筋は腸腰筋群のなかでも、股関節に作用する最小限の動筋として働き、また脊椎も安定させる。

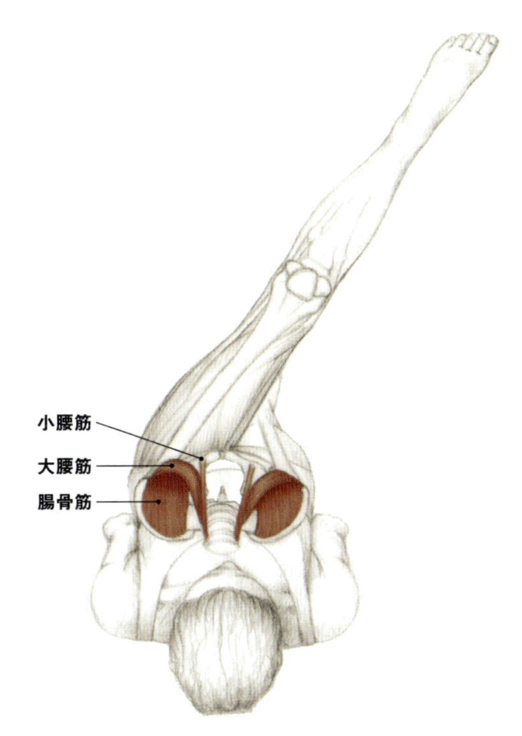

図4－3 シングル・レッグ・サークル

4 ローリング・ライク・ア・ボール

ローリング・ライク・ア・ボールは仰向けになって両膝を抱え込んだ姿勢で、股関節と脊椎を完全に屈曲させた姿勢を保持する（**図4－4**）。このエクササイズの焦点は、下位・中位の脊椎を屈曲させた姿勢を、マット上で保持することである。

転がるのは楽しいが、一部の脊椎は骨ばっていたり、転がると痛めたりするので、不快に感じる場合は注意すること。特に坐骨でバランスをとると、腰筋はスタビライザーとして作用する。このエクササイズは、後ろに転がってから、バランスをとるポジションに起き上がるときにきつくなる。

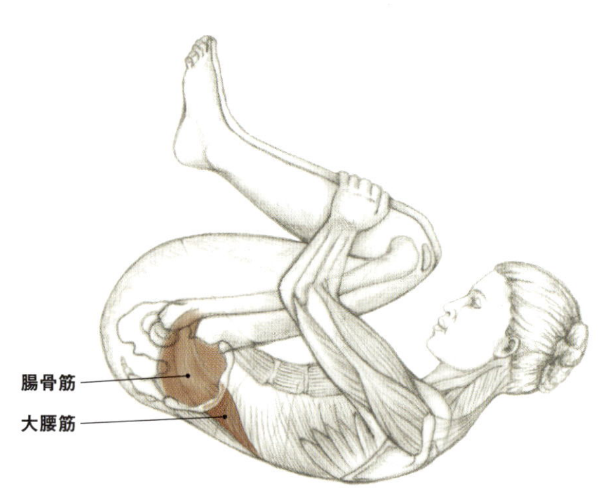

図4－4 ローリング・ライク・ア・ボール

続く5～9のエクササイズは、腹筋シリーズと呼ばれている。各エクササイズは、途切れることなく、繰り返し5～8回行う。

5 シングル・レッグ・ストレッチ

シングル・レッグ・ストレッチは**図4－5**のように、一方の脚を伸ばし、もう一方の脚を自分の腕で抱え込むエクササイズである。腰筋は、弱い股関節屈筋と部分的な脊椎屈筋として作用するが、片脚から別の脚に切り替えるときに最も使われる。レベル1のエクササイズで、コアに集中する。股関節トレーニングは二次的なものである。

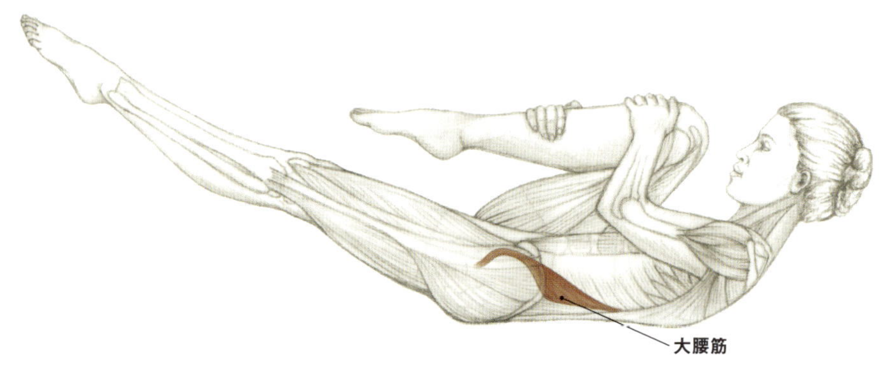

図4－5 シングル・レッグ・ストレッチ

6 ダブル・レッグ・ストレッチ

ダブル・レッグ・ストレッチはシングル・レッグ・ストレッチをより難しくしたバージョンである。このエクササイズは、**図4－6**のように、腕で抱え込まずに両脚を同時に身体から遠くへ伸ばす。この高度なてこの作用によって、腰筋は連結装置として腹筋が安定する間、ハードに使われる。腹筋と腰筋が弱い場合、難しいエクササイズとなる。

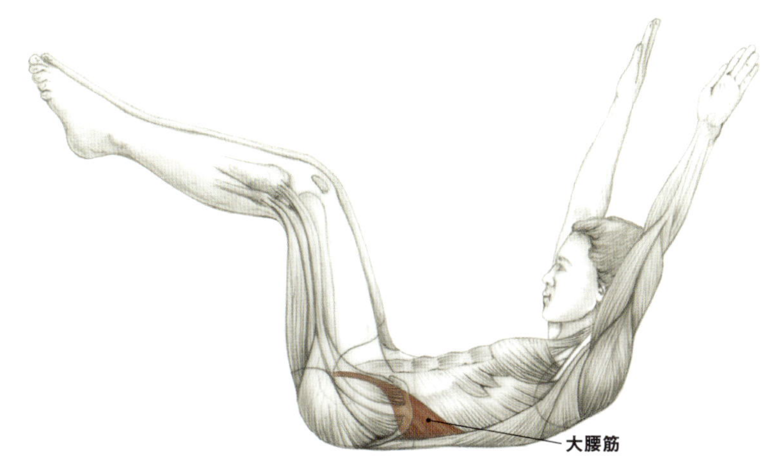

図4－6 ダブル・レッグ・ストレッチ

7 シザーズ

シザーズは**図4－7**のように一方の脚を伸ばし、もう一方の脚を挙げて両手で下腿部を保持するエクササイズである。ハムストリングのストレッチに有効だが、脚を切り替えるときに股関節と脊椎の両方を少しだけ屈曲して安定させる際に、腰筋もまた使われる。下腿を握らずリリースした腕を前方に伸ばすだけにすると、エクササイズの難易度が上がる。

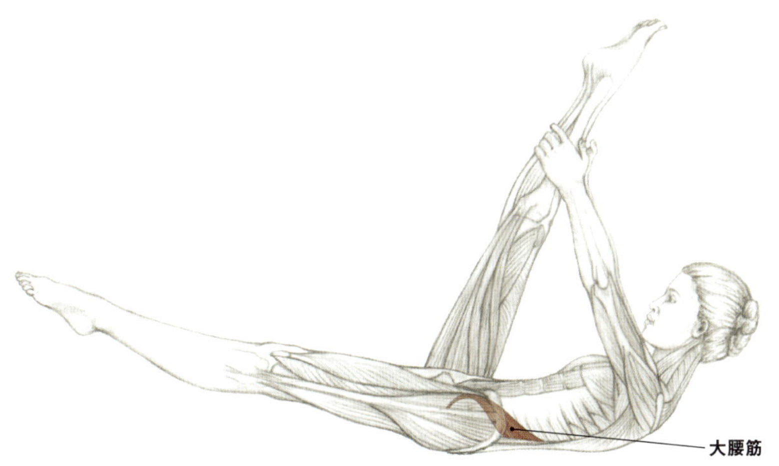

図4－7 シザーズ

8 レッグ・ロウワー

レッグ・ロウワーは、その名の通り、地面に対して脚を約90度にした位置から下ろしていくことで、腰筋を腰椎のスタビライザーとして作用させる（**図4－8**）。

脚を挙げてから戻すことで、すべての腸腰筋群と他の股関節屈筋を収縮させる。両脚の重さを重力に逆らって動かすのは簡単ではない。腰部を補助するには、レベル1のエクササイズとして膝を少し曲げて、手を仙骨部位の下に置き保護する。脊椎を中間位に保つようにする。頭部と腕を床から離すことで抵抗を増やすことができる。

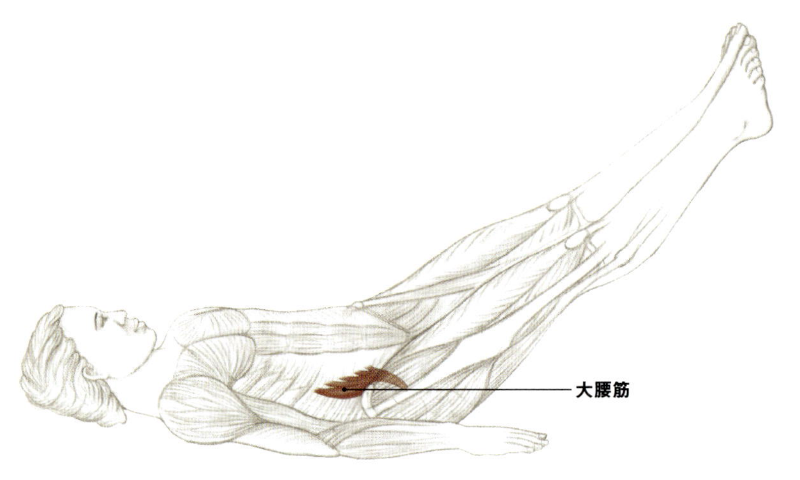

図4－8 レッグ・ロウワー

9 クリス・クロス

クリス・クロスは腰筋トレーニングで、**図4－9**の姿勢をとる。腹斜筋に集中すること。腰筋は下位脊椎のスタビライザーと股関節屈筋としてわずかだが作用する。左右の脚を切り替えると、腰筋は深部のコア筋肉として使われる。手で首を引き込まないこと。肘は内でなく外に開き、頚部の後ろを手で軽く触れるだけである。

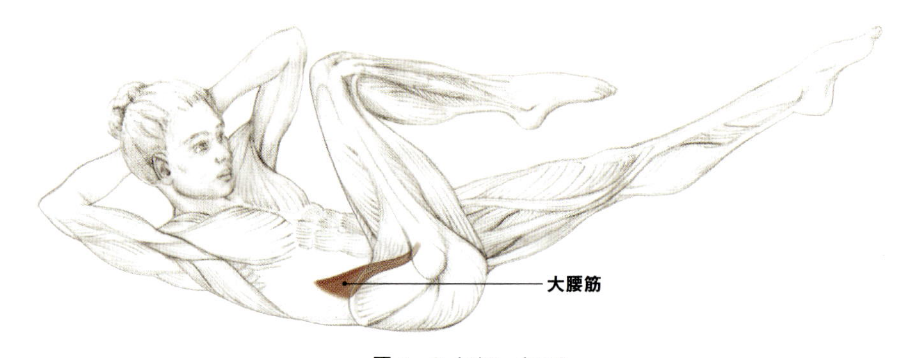

図4－9 クリス・クロス

10 スパイン・ストレッチ

スパイン・ストレッチは、腰筋を活性化させるために股関節と**脊椎**の屈曲を行う(**図4-10**)。脊椎は重力に対して伸ばし、エクササイズの後半に垂直位に戻す。腰筋は、横突間筋群とともに屈曲位から脊椎が伸張するのを補助する。壁を背にして座るのは、垂直位を意識するのに役立つ。脊椎を伸展するときは、肩は下げておく。

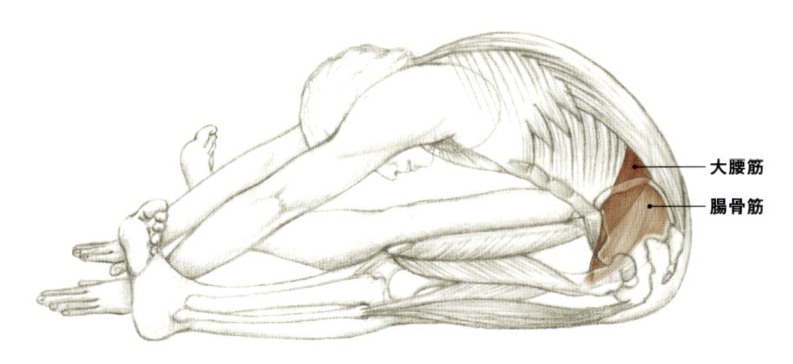

図4-10 スパイン・ストレッチ

ここまで、腰筋のためのストレッチがなかったことに注意してほしい。これでクラシカル・ピラティスのマット・クラスのほぼ半分である。著者は、ここから**図4-11**の姿勢をとってストレッチを行う[※5]。

※5：ピラティスのエクササイズのレッグプル[1,2]（「参考文献〔監訳者のことば〕」）と同様の効果がある（図4-11）。

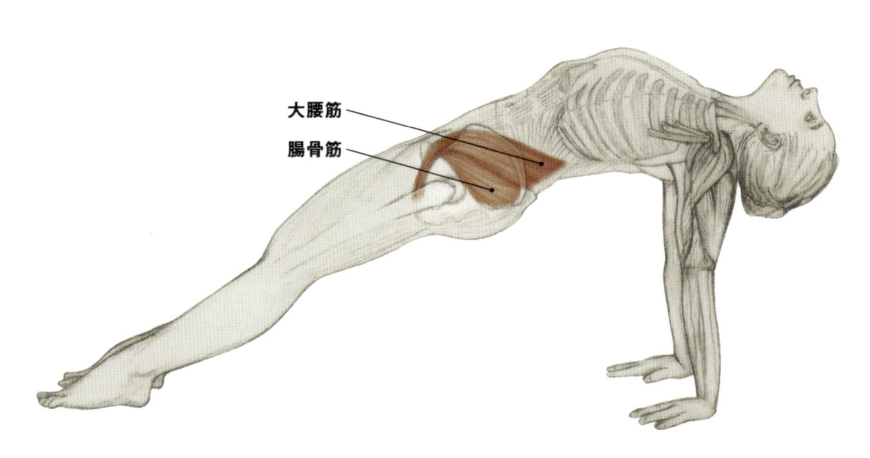

図4-11 プールヴォッターナ・アーサナ（上向きの板のポーズ）

11 コークスクリュー

コークスクリューは腰筋が主に使われるエクササイズで、ある姿勢ではスタビライザーとして、別の姿勢では動筋となる。ほとんどの人々には難しいエクササイズであり、頭部、脊椎、骨盤を床で安定させて、両脚をそろえて回す（図4－12）。可能なら、円を描き終わる際に股関節を持ち上げ、腰筋だけでなく、深部の骨盤筋も使う。股関節を持ち上げて、2つの坐骨をしぼるように行うケーゲル体操（「第2章　健全な腰筋を維持する」参照）を最後に行うことも可能である。

ただし、このエクササイズで床に対して下肢を45度以下に下げるのは勧められない。仙骨の下に手を置くことで腰部を補助できる。

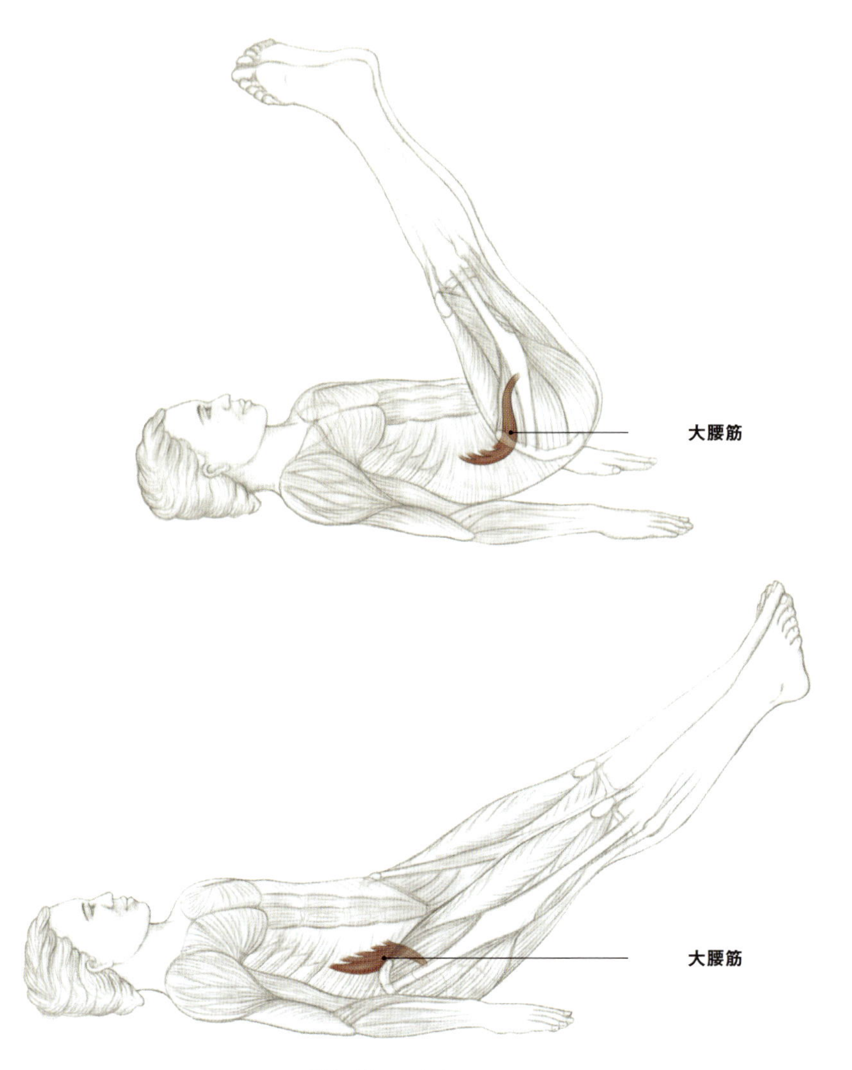

図4-12 コークスクリュー

12 ソー

これは「スパイン・ストレッチ」と似ており、座位になり両足を広げて、脊椎に回旋を加える（図4－13）。腰筋は重力に対して、腰椎のスタビライザーとして、また伸筋として作用する。

これはピラティスのシステムでも最も特別なエクササイズの一つであり、すべての動作で、アラインメント、ポジショニング、コアコントロール（制御）に細心の注意を払わなければならない。つま先に手を伸ばすのが目的ではない。

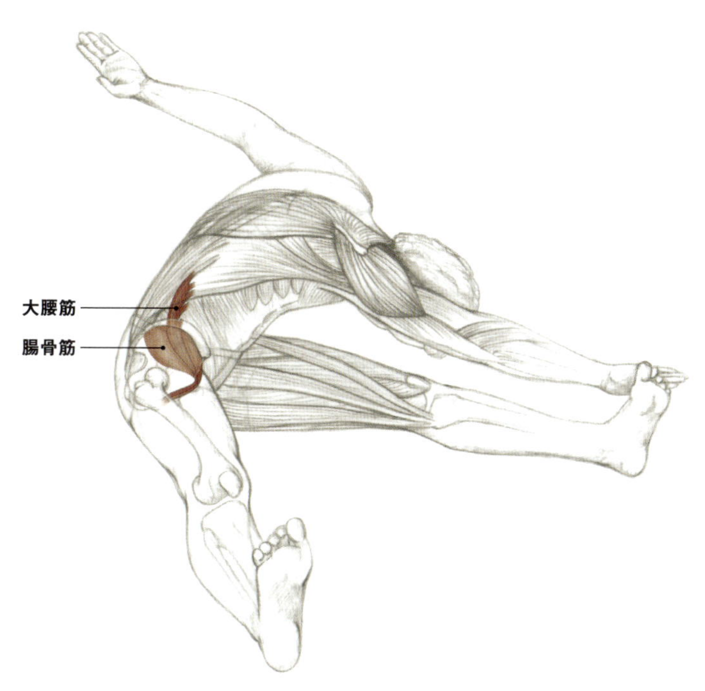

図4-13 ソー

13 スワン・プレップ

ここでようやく、腰筋のストレッチとなる。このエクササイズの前半は、下半身を床につけたまま、上半身を起こしていく。これを行うことで、腰筋が遠位に位置する股関節前面を伸長させる。また、腰筋は下位脊椎を安定させるための補助を行う。

エクササイズの後半は、逆に、上半身を床につけたまま、両脚を上げる（図4-14）。これで、股関節の前面にある腰筋も伸長させる。また、腰椎のサポートにもなる。

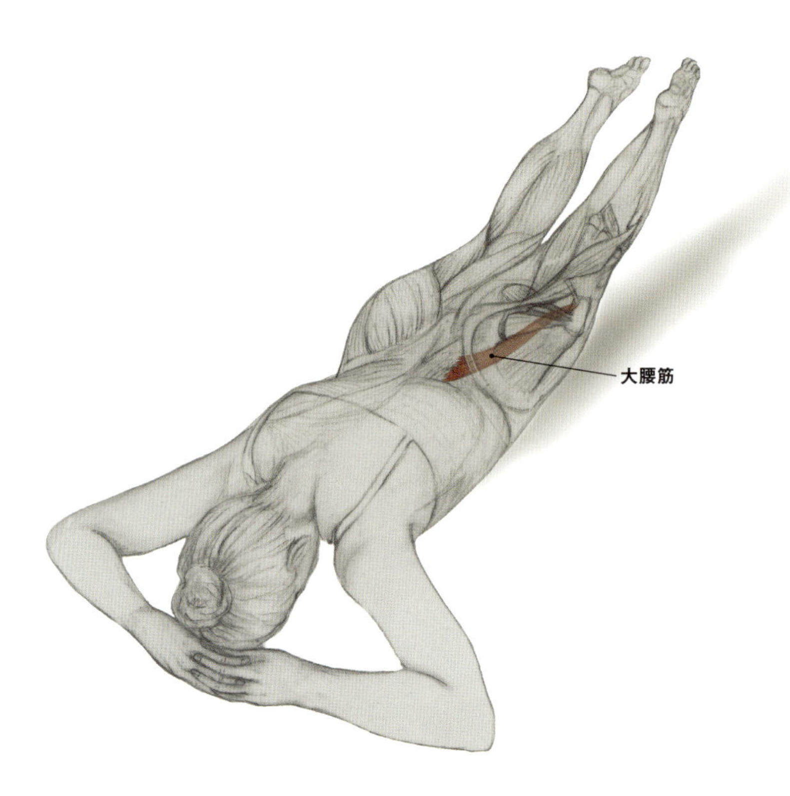

図4-14 スワン・プレップ

14 シングル・レッグ・キック

うつ伏せに横たわり、両肘をつき、両膝を交互に曲げる（図4-15)。腰筋は股関節前面で少し伸長する。コアの筋肉を意識して使うとき、特に腹筋と腰筋上部は下位脊椎を支える。

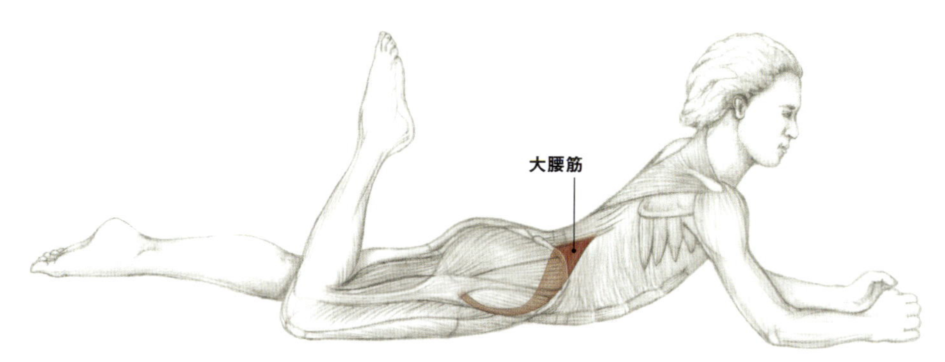

図4-15 シングル・レッグ・キック

15 チャイルド・ポーズ

「チャイルド・ポーズ」は、ピラティスの初心者マット・クラスで数少ない、休むポーズの一つで、図4-16の姿勢をとる。腰筋上部を含む筋肉の伸長により、下位脊椎をストレッチしてくれる。これはリリースの姿勢である。

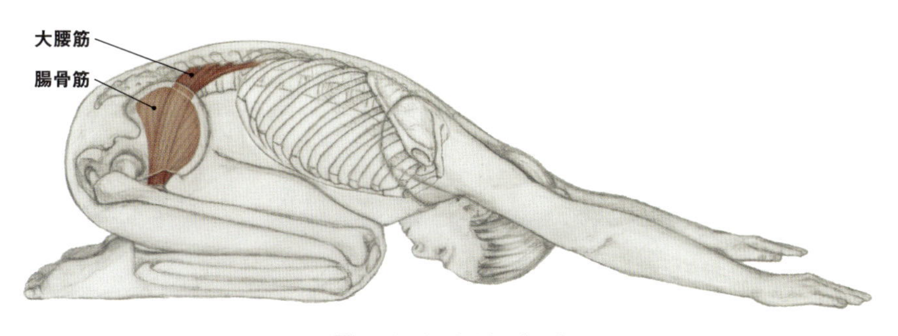

図4-16 チャイルド・ポーズ

続くエクササイズでは、大腰筋はコアの「安定化」を補助する。どの側臥位エクササイズでも腕の位置は以下の通りである。

レベル1：伸ばした下側の腕に頭をのせ、上側の手を胸の前に置く。

レベル2：図4-17に示すように、胴を持ち上げ、頭を下側の前腕にのせる。

レベル3：図4-18に示す。通常、各エクササイズで脚の反復をゆっくり5回行う。

16 サイド・レッグ・リフト

サイド・レッグ・リフトでは、腰筋が関わらない外転と内転といった股関節の作用に焦点をあてる。股関節を外旋させる場合、**図4－17**で示すように腰筋もわずかながら伸張され作用するかもしれない。脚を回す動作を加えるとさらに難易度が上がり、腰筋が働く。

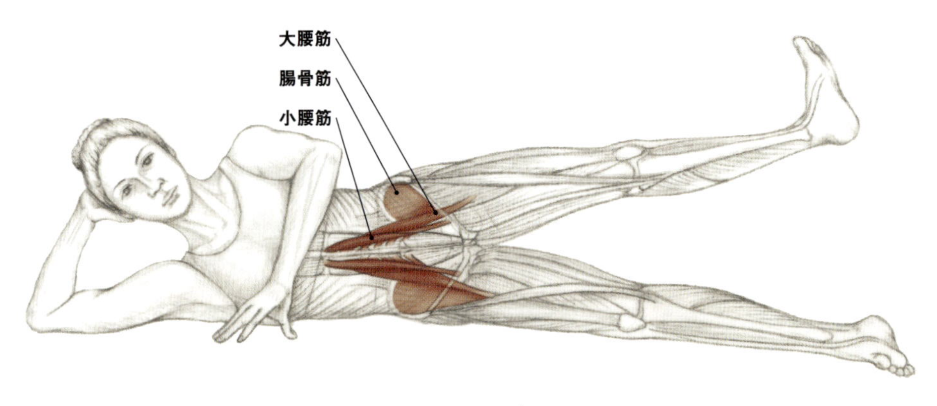

図4-17 サイド・レッグ・リフト

17 サイド・レッグ・キック

サイド・レッグ・キックは、腰筋に大変よいエクササイズで、腰筋が股関節屈筋として作用するときに体幹の安定が保たれる。横たわって上側の脚を前方に二度蹴って（股関節屈曲、**図4－18**）、続いて後方に伸ばし股関節を伸展させることで、腰筋を伸張させる。

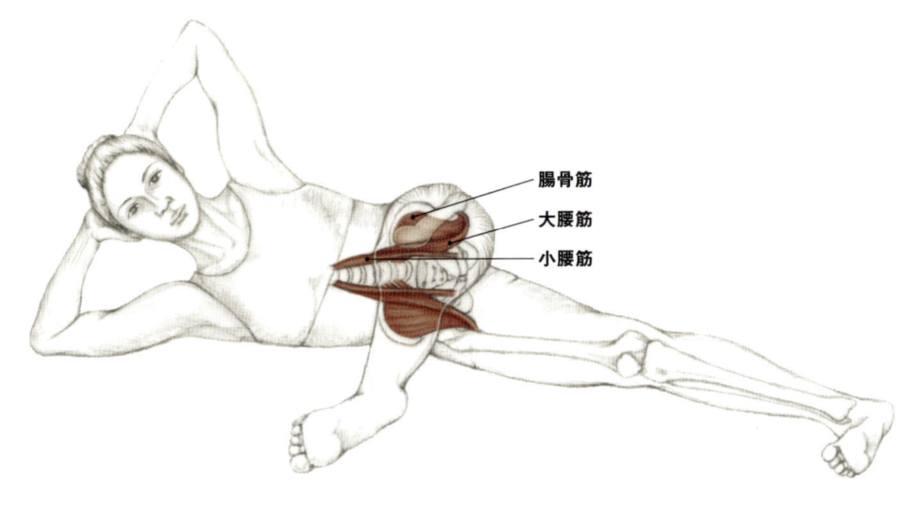

図4-18 サイド・レッグ・キック

18 ボトム・レッグ・リフト

（a）ボトム・レッグ・リフト

重力に対して、下側の脚を持ち上げることに重点を置き、股関節内転筋群（大内転筋、長内転筋、短内転筋、恥骨筋、薄筋）を強化する（図4－19）。脊椎の伸展時には、腰筋はスタビライザーとして、より作用する。

（b）ストレッチ①②

続いて、ここで2つのストレッチを行う。腸腰筋といった前面の股関節屈筋群のため

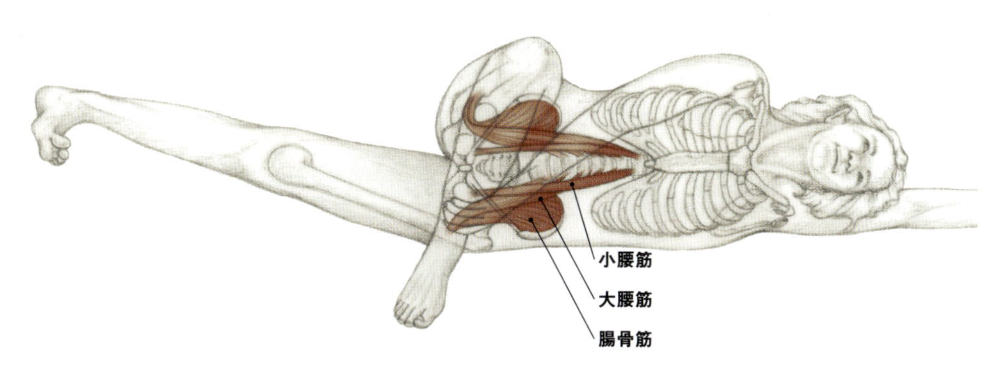

図4-19 (a)ボトム・レッグ・リフト

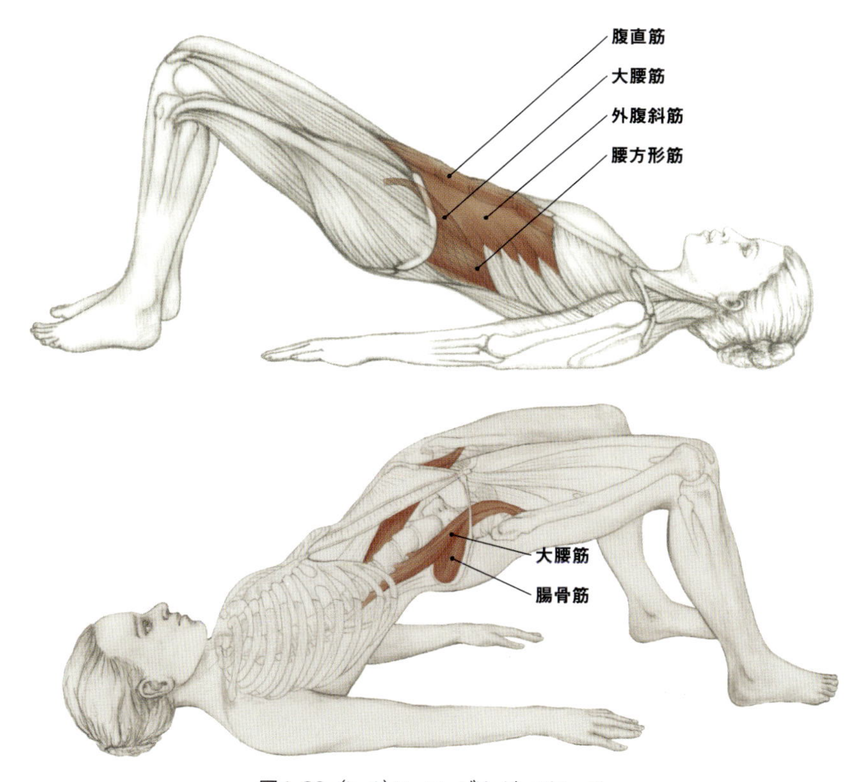

図4-20 (b-1)ハーフ・ブリッジ・ストレッチ

のハーフ・ブリッジ・ストレッチ（b－1）と股関節外旋筋群、大殿筋、大腿筋膜張筋、下位脊椎伸展群のためのクロス・レッグ・ストレッチ（b－2）である。方法は**図4－20**と**図4－21**に示したとおりである。

クロス・レッグ・ストレッチは以前からよく行われるストレッチで、仰向けになり、ストレッチしたい側の脚をもう一方の膝で交差させる（**図4－21**）。そして、上側の大腿を両手で胸まで引っ張る。

股関節の深層外旋筋六筋（梨状筋、大腿方形筋、外閉鎖筋、内閉鎖筋、上双子筋、下双子筋）と殿筋、大腿筋膜張筋と下部脊柱伸筋群を鍛えることができる。

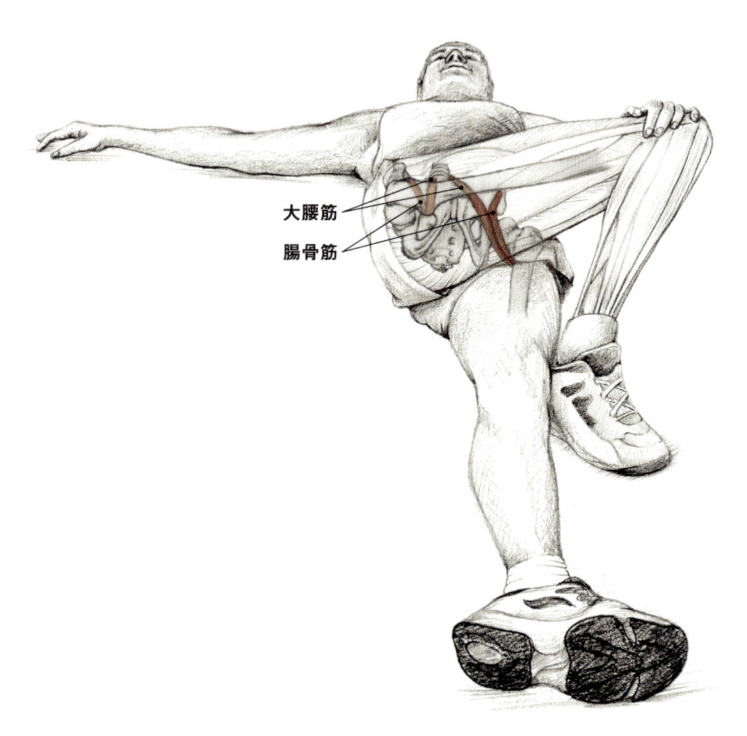

図4-21 (b-2)クロス・レッグ・ストレッチ

19 ハーフ・ティーザー

これは初心者用マット・ルーチンのリストであり、通常のティーザーはたいていの初心者には難しすぎる。レベル１では、床に仰向けになり、両脚は伸ばさない。片脚のみ膝の高さに上げる（**図４-22**）。もう一方の脚は、膝を曲げたまま足を床につける。ゆっくり、コントロールしながらロールアップ、ロールダウンするときは、両大腿部をくっつけてしぼるようにする。脚を入れ替え、３回繰り返す。

このエクササイズは、脚をまっすぐにした側が腰筋の動筋としてのトレーニングとなり、膝を曲げた側が腰筋のスタビライザーとしてのトレーニングになる。

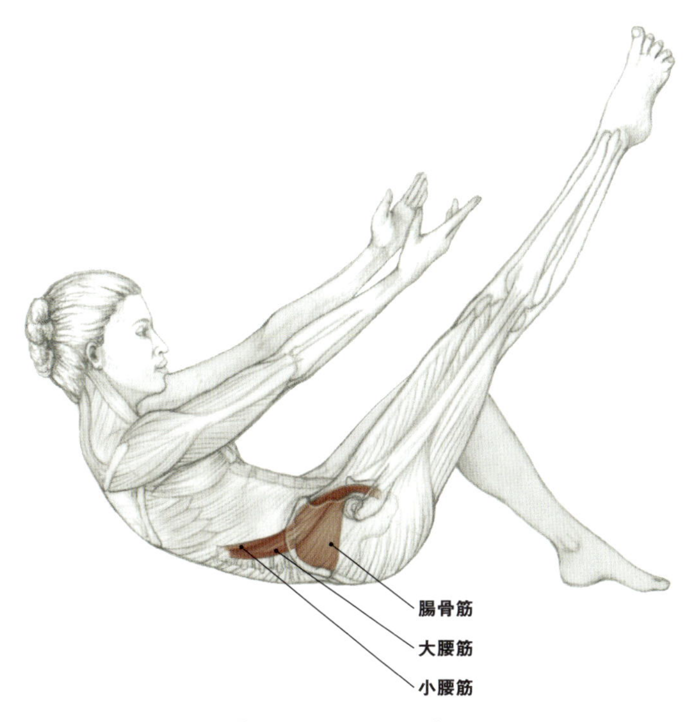

図4-22 ハーフ・ティーザー

20 シール

シールは座位から、**脊椎**と股関節を屈曲させ（**図4-23**）、足関節の外側を手でつかむ。両膝を開き、踵を引っ張り上げて、床から離す。腰筋は、エクササイズの大部分でスタビライザーとコアの筋肉として作用する。脊椎を使って後ろに転がり、前に転がって戻るのを3回行う。楽しめるように、前後に転がったときに、足を軽く叩く（59、60ページの「ローリング・ライク・ア・ボール」と類似しているが、股関節外旋を組み合わせている）。

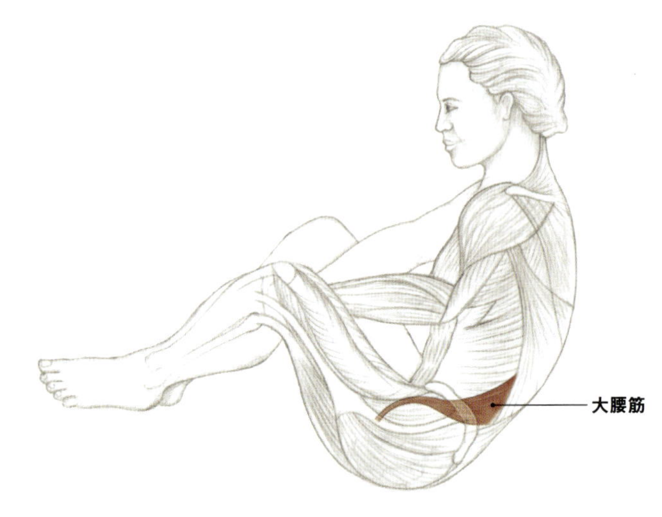

図4-23 シール

21 ジ・エンド

ジ・エンドでは、立位から、膝を少し曲げて、上半身をロールダウンしていき、その

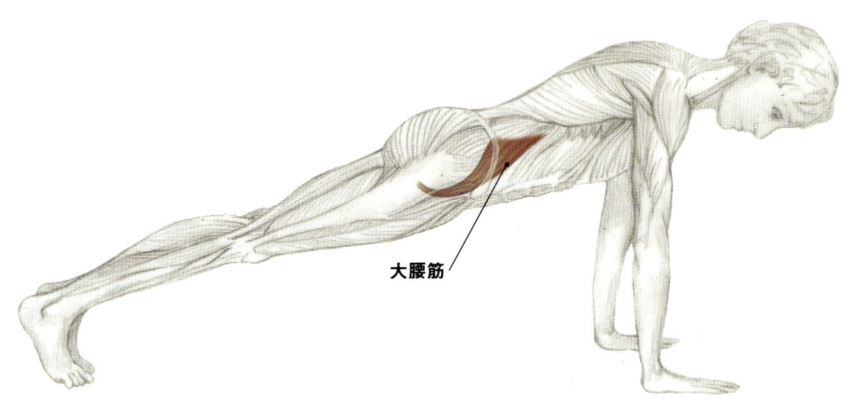

図4-24 ジ・エンド

まま手で前に歩いていって、身体の前面を支える（腕立て伏せの）ポジションをとる（図4 -24）。実際に腕立て伏せをしてもよい。上下にふらつかないようにして、コアを使いながら、足元まで手で歩いてロールバックして元の立位に戻る。全体を通して、腰筋はコアを安定させるための補助を行う。

《《 ワンポイントレッスン 》》

何度も繰り返して言うが、腰筋は、他のコア筋肉が適切に使われる場合に、健全な反応を維持するだけである。反復エクササイズでの過剰な緊張はアンバランスと疲労を引き起こす。

ピラティスの専用器具についての注意 *A Note about Pilates Equipment*

ピラティス・マシーン

ピラティス・トレーニングで使われる器具は、リフォーマーから、ワンダー・チェア、ハイ・チェア、トラピーズ、キャデラック、ラダー、ハンプ・バレル、ピラティス・スティック、タワーなど、さまざまなものがある。完全なルーチンを完了するには、十分訓練を受けたピラティスのインストラクターによる個人指導が必須となる。

これはほとんどのエクササイズで、腰筋をスタビライザーとしても動筋としても、高頻度に集中的にワークアウトできるように組み込んだエクササイズである。ピラティスのマット・クラスのように、腰筋を酷使しないで正しい筋肉の使い方に焦点を置くように、注意しなければならない。

他の器材

ピラティス・リング、バンド、ボール、ブレード、ロープ、ローラー、ペドプル[※6]などは、ワークアウトに抵抗をさらに加えられるため、有益である。基本のマット・クラスで学び、維持できる本来の身体的統合は、器具を加えることで促進される。

※6：姿勢への気づきを高め、肩や下肢・体幹の安定性と強化に使われる器具。

《《 ワンポイントレッスン 》》

著者はピラティス・トレーニングだけが効果的であるとは言っていない。ピラティス・コンディショニングのルーチンに加え、ヨガ、ウォーキング、水泳、軽いウエイト・トレーニングも、繊細な身体メカニズムが受ける力や衝撃などで損傷されることなく、バランスを獲得できるすばらしい方法である。

Part 2
腰筋と感情
The Psoas and Emotions

人間は数百万年以上の進化のなかで「感情」を形成してきた。感情は自然に対する人間の反応であり、さまざまな危害から守ってくれる。例えば、恐怖を感じれば、私たちは身体的・心理的リスクから自分を守ろうとする。

だが、その一方で、極度な恐怖は有害にもなり得る。私たちはつい忘れがちだが、感情は脳に収容されており、生存と関連している。

感情は神経系と脳のつながりの一部である。そして、神経系は「腰筋」と関連しているのだ。

5

第5章

つながり
—身体記憶・脳腸相関—

Connections –
Somatic Memory:
The Gut/Brain Connection

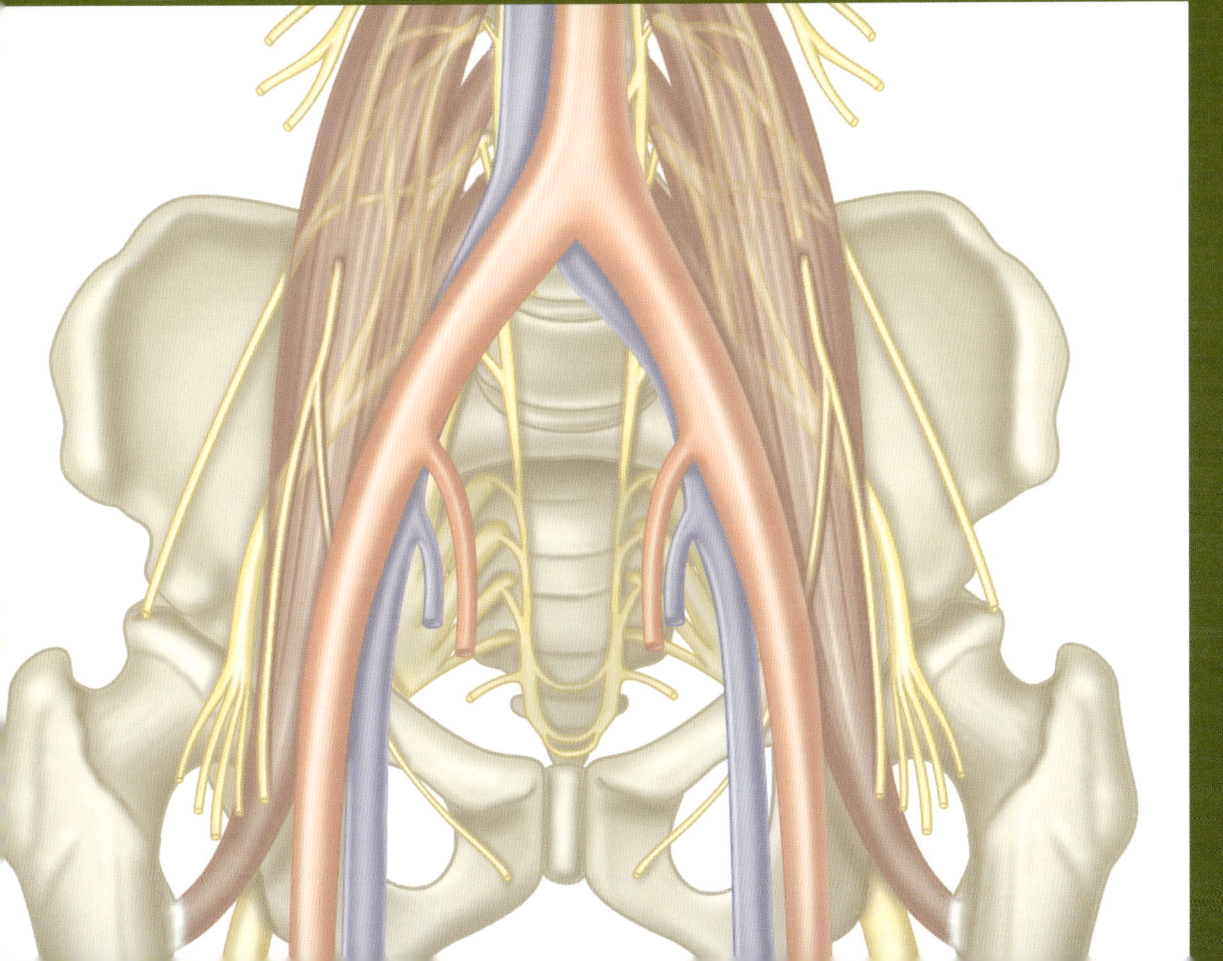

身体記憶

Somatic Memory

ソマティックス（Somatics）とは、身体の科学のことである。「ソマティック・メモリー」や「ソマティック・インテリジェンス」といったフレーズは、「身体の知性」という意味になる。昨今の研究によって、トラウマになるような出来事が起きたとき、人は脳だけでなく身体にも記憶を埋め込み、保持していることがわかってきた。施術者は、身体の先天的な知性を信じ、ボディワークや他のさまざまな手段で働きかけ、身体への意識が高まるように、患者に手助けを日々行っている。心、身体、感情の統合は、身体の非言語的情報伝達システムを健常に反応させ、健康的な生活の鍵となる。

身体ヒーリングは「第六感（直観的反応）」に触れ、個人の健康を改善させる。ただし、身体ヒーリングは、計画的な意志や文字のメッセージではなく、経験の言葉を直接的に聞くものである。今日の社会で、これを行うのは容易でない。

一体どのように、腰筋が身体ヒーリングに含まれるのだろうか？ 「Part 1　解剖学的プレリュード」では、深い位置にある腰筋が、いかに中枢・末梢神経系に影響を及ぼしているかについて説明した。行動パターンで基本的役割となる「トラウマティック・ストレス」の記憶は、知覚臓器としての大腰筋に保持される可能性がある。トラウマティック・ストレスの関与は緊張、無反応、痛みを生じる。逆に言えば、トラウマティック・ストレスをリリースすることで、治癒過程が始まるのである。

「闘争または逃避」の反応は、交感神経系によるものだ。一方で、休息と回復のための弛緩反応は、副交感神経系を通じて行われる。だが、人が強烈なストレスを経験すると、この健常なプロセスが抑圧されてしまう。閉じ込められたエネルギーは身体で記憶として保持されて、身体症状として現れる。トラウマを繰り返したり、解消できなかったりすると、病気を発症するかもしれない。

起こりうる情動障害のリストは以下の通りである。

- 心的外傷後ストレス障害
- 急性ストレス障害
- 嗜癖
- さまざまな症候群（どれだけ多いかインターネットで検索してほしい）
- うつ病
- 退行
- （何かを恐れる）恐怖症
- パニック発作
- 不安障害
- 強迫性障害
- 睡眠障害
- 悪夢

これらは心の病気である。脳機能障害によるものなのか、情動の問題による他の原因によるものなのか。それを区別するためには評価を行う必要があるが、いずれにせよ、これらは身体に記憶として保持される。腰筋が感情に対する生来の反応とつながっていることについては、これまで多くの文献がある。この件に関して、私は専門家に従うが、下記のことを信じている。

≪ ワンポイントレッスン ≫

筋肉のトレーニングでこれらの問題を緩和できるなら、生じているトラウマに使う治療薬を軽減できる可能性があるということだ。

脳腸相関

The Gut/Brain Connection

「脳腸相関」は聞き慣れない言葉だろうが、「すべてが他のすべてにつながっている」と言えば十分だろう。「腸」の部位は腸神経系を収容し、ある意味で腸（腸管）の範囲内で脳として機能する。うつ病、自閉症、他の大きな疾患の答えを探すための研究が続けられるなか、「脳腸相関」は注目されるフレーズである。消化管の細菌の複雑な大群が、健康にどう関連するのかは、まだ論争中である。しかし、これらの細菌が信号を発することができ、他の細胞と情報交換し、環境信号を解釈したり変更したりできることを、多くの人々が信じ始めている。

腸神経系は、副交感神経系と交感神経系から情報を受け取る。これら３つの神経系すべては、身体の臓器と筋肉を不随意に制御する自律神経系の一部である。一方で、骨格筋に随意に影響を及ぼす体性神経系もある。両方の神経系は末梢神経複合体を構成し、緊急時には「闘争または逃避」、非緊急時には「休息と消化」の反射の一部として、腰筋に影響を及ぼす。

中枢神経系（脳と脊髄）からの電気刺激は、情動反応または「感情」と呼ばれる。これらの電気刺激は筋緊張を起こし、腰筋に影響を及ぼす。これまで見てきたように、腰筋が身体の中心に位置しているためである。したがって、腰筋がリリースされると、身体に潜んでいた恐怖、不安、他の障害といった感情が表面化する。いったん、これらを表面化させれば、「手放す」ことができ、すべての部位がバランスをとり、調和して作用することができる。

神経系のガイド

Guide to the Nervous System

ヒトの神経系（**図５－１**）は、身体のあらゆる組織機能をニューロンによって制御している。ヒトの神経系は２つある。中枢神経系と末梢神経系である。

1)中枢神経系（central nervous system: CNS)

脳と脊髄を含んでいる。中枢神経系により、私たちは考え、学び、推論し、バランスをとることができる。

2)末梢神経系（peripheral nervous system: PNS)

脳と脊髄の外、身体の中枢から離れて位置している。末梢神経系により、私たちは随意・不随意作用を行い、感覚を通して感じることができる。

末梢神経系は以下から構成される。

①自律神経系（autonomic nervous system: ANS)

内臓と腺を制御・調整する。不随意の動作を制御する。自律神経系は、さらに3つのサブシステムから構成される。

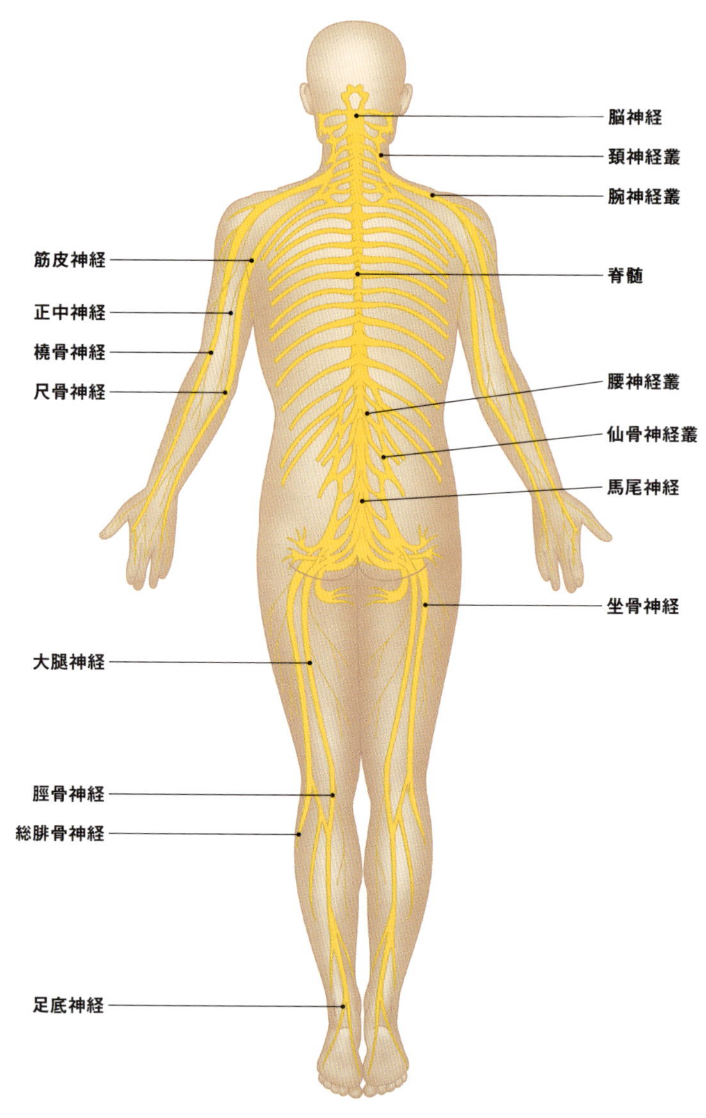

図5-1 神経系

a）交感神経系

「闘争または逃避」と一般に知られる反応を活性化する。腰筋は「闘争または逃避」の筋肉と考えられている。

b）副交感神経系

「休息と消化」の活動を刺激する。

c）腸神経系

脊椎動物において胃腸系を制御する。

②体性神経系（somatic nervous system: SNS）

神経から中枢神経系まで、中枢神経系から筋肉と感覚線維まで情報を運ぶ。随意筋の制御と関係している。

感情を解放し、腰筋を育成する *Nurturing the Psoas for Emotional Release*

筋肉に優しくすることを想像してみよう。あなたは筋肉に優しくしたことがあるだろうか？　社会では、仕事や遊びであれ、筋肉を疲労させるように教えられる。これは、筋力トレーニングでも主要な原則である。

ではここで、腰筋には、普段とは異なるアプローチをとってみよう。つまり、優しくするということだ。というのも、腰筋はすでに疲労しているからだ。腰筋を大量の雑用から解放することで、感情の緊張が解かれ、身体のコア深くに保持されているトラウマさえも緩和する。少なくとも私はそう考えている。

「第２章　健全な腰筋を維持する」と「第６章　腰筋の逆襲」では、腰筋をリリースする方法に重点を置いて解説した。筋肉がリラックスすると、他の身体の部分と心に影響し始める。マッサージ、他の優しいボディワーク、身体的訓練（例えば、バーティニエフ・ファンダメンタルズ[※7]）において、これを感じることができる。眠りに落ち始めるときに、経験することもある。腰筋のみを選び出すには、解放と認知が必要となる。以下の方法を試してほしい。

1 胎児の姿勢

①横向きに寝て丸くなり、眼を閉じる。

②身体の中心の深くにある柔軟な大腰筋を心に描く。この姿勢では、一切のトレーニングを行わない。収縮ではなく、休息の姿勢である。

③腰筋のことを、実際に生きていて呼吸もする生物とみなしてみよう。腰筋では不随意に液体と情報が循環している。腰筋は身体宇宙の深く、中心にあり、敬意と思いやりを受けるにふさわしい。

※７：ドイツ人のIrmgard Bartenieffが考案。筋肉の使い過ぎや非効率的な動きの癖やパターンを分析し、それを改善し、より効率的に動けるようにするメソッドのこと。

2 腰筋を「揺らす」

①胎児の姿勢か、うつ伏せになって、骨盤の優しい振動を始める。赤ん坊を揺することを想像してみるとよいだろう。適当なところでスピードを落とし、停止する。
②下肢から脊椎までの筋肉結合の経路（筋膜、腱、神経分布）を思い浮かべる。
③コアからやってくる、育成して思いやるメッセージを心に受け取らせる。それはわずかだが、落ち着くメッセージである。時間をかけて行う。

3 初心者の心

①あなたが子どものとき、物事をどう観て、どう感じていたかを思い出す。好奇心が強く、恐れず、正直で、自由だったときのことだ。特定の状況を思い出すとよいだろう。
②瞬間から瞬間へと、子どもは現在を生きている。子どもは行動しながら、物事を観て、感じる。まだ知ることも判断することもない。
③全く初めてかのように腰筋のことを想像する（本当に初めてかもしれないが……）。新しい可能性を受け入れる。これはしばらく時間がかかる。以前からの習慣にとらわれがちで動けないためである。筋肉も同じである。身体の英知を使用する。

「初心者の心」のアプローチは、心身医学を創設した一人、ジョン・カバット・ジン博士の有名なストレス・リダクション（低減）法の一部である。マサチューセッツ大学医学部にある、カバット・ジン博士のストレス・リダクションクリニックは、世界で名高く、痛み、緊張、疾患をマネージメントできるように数百万もの人々を手助けしている。"Coming to Our Senses" や "Wherever You Go, There You Are"（翻訳本『マインドフルネスを始めたいあなたへ』星和書店、2012年）" などの著書がある。

上記で述べたのは、すべてマインドフルネス実践の一部である。つまり「注意を払うこと」「物事を制御・判断しないこと」「忍耐と受容」などである。これは実践であり、日常生活に組み込まれると、生活を変える効果がある。感情や痛みの解放が起こるかもしれない。もし、これを経験するときは、なすがままにしておく。一部の人々は、資格のある専門家とともにマインドフルネスを行い、また、ある人々は独自に行っている。いずれの方法でも解放を起こすことができるだろう。

ワンポイントレッスン

リラックスについて学ぶことは、生涯続くプロセスである。それが成長するということなのだ。

第6章

腰筋の逆襲

When the Psoas Strikes Back

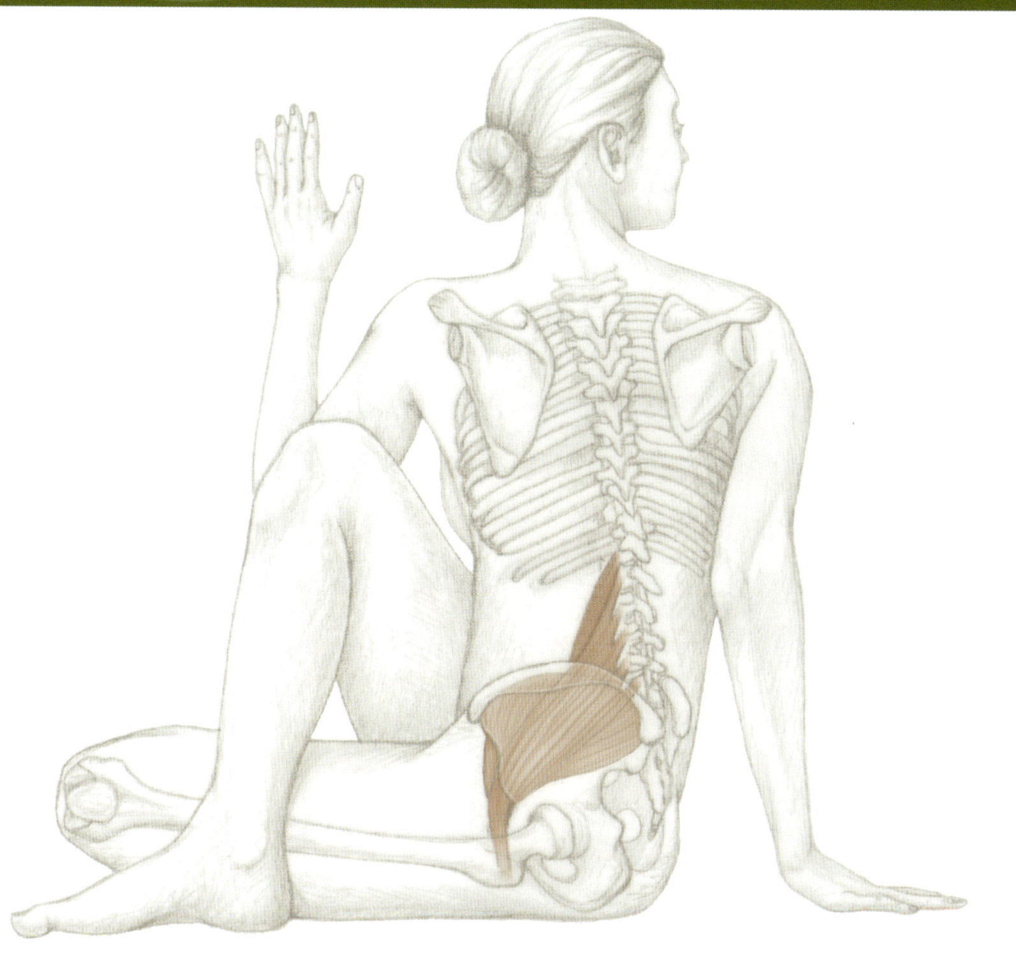

筋肉の緊張はストレスにつながり、有害となりうる。これは多くの状況において明らかで、例えば、不安感、心の葛藤や悪い姿勢などが原因で、肩や首の張りが生じたとしよう。これは身体の表面的な部位なので気づきやすい。一方で、わかりにくいのが、腰筋のような深い場所にある筋肉のストレスである。トラウマは長年にわたって腰筋で保持される。

腰筋を治癒する練習 *Healing Psoas Practices*

腰筋が硬くなると、姿勢、身体各部の位置関係、歩行、エネルギー、感情に影響を及ぼす。しかし、腰筋を触診することには問題がある。というのも、それが深い場所にあるだけでなく、近くの組織に対して敏感なためである。したがって、腰筋をリリースし、リラックスさせる、いわゆるボディワークを個人で行うことが重要となる。

1 CRP（コンストラクティブ・レスト・ポジション）

コンストラクティブ・レスト・ポジションは誰でも行うことができ、学んでしまえば、インストラクターのガイドなしで、必要なだけ繰り返し行うことができる。コンストラクティブ・レスト・ポジションと他のエクササイズについては、「第2章　健全な腰筋を維持する」で詳細を述べた。

2 ボディ・スキャン

ボディ・スキャンでは、静かな場所に行き、脚と腕をいっぱいに伸ばし、仰向けになる。眼を閉じ、心の中で身体をスキャンしていき、緊張を感じる。足から始め、関節、大きな筋群へとゆっくり感じていく。緊張を感じるスポットがあれば、そこにとどまり、緊張を呼吸で解放する。股関節では、殿溝（下肢が骨盤につながる部分のしわ）に特に注意し、念入りにストレスを解放するようにする。仙骨も回すことで、解放していく。コアを通って頭皮までずっと、スキャンし続けていく。ボディ・スキャンはとても簡単なので、日々に取り入れやすい。

3 緊張・リリース

ボディ・スキャンと同じ姿勢で、片脚ずつ行う。つま先を曲げて、大腿を数秒間できる限り上げて筋肉を収縮させて、それからリリースする。もう一方の脚で繰り返す。次に、骨盤周囲、体幹、両腕そして顔と順に緊張させて緩める。最後にゆったりと休んで、全身の筋緊張をリリースする感覚を高める。

4 シャバ・アーサナ

これはヨガ・クラスの最後に行われるヨガのポーズ（アーサナ）である。これは完全な休息姿勢で、通常は仰向けになり、身体の緊張だけでなく、思考や感情もすべて捨て去る。呼吸は深くリラックスした状態に導き、心を開放する。腰筋もリリースされる。「Part 3　腰筋とスピリチュアリティ」の終わり（125ページ）を参照。

5 瞑想

瞑想は座位で行うのが最適で、股関節屈筋群（腸腰筋、大腿四頭筋、縫工筋、大腿筋膜張筋、内転筋群など）をリラックスさせる。脊椎を伸張させて、エネルギーを流すのに最適な環境にする。股関節屈筋群を伸ばして股関節を開く必要がある場合、上記のシャバ・アーサナの姿勢が使われる。

腰筋に潜む根深い葛藤は重大といえる。これについてのいくつかの例は、以下のケーススタディにある。

腰筋に関する話：手術、恐怖、治癒 *Psoas Stories: Surgery, Fear, and Healing*

[アシュリー・ルッドマン（作業療法士、ヨガ教師）]

デイビッドは、ためらいながらも、事前評価セッションを行うためにヨガ・スタジオに入った。「ヨガが私に何をしてくれるかわからなかった」と彼は言って、こう続けた。

「ただ、手術はうまくいったようには思えなかった。まだ痛んでいるんだ」

50代前半のデイビッドは建築請負業者として成功し、仕事をまとめるのが非常にうまかった。彼は予定の時間より早く着いて「ヨガみたいなもの」を行うために、きちんと準備していた。友人の勧めで、彼はヨガの個人用治療プログラムを受けに来ていた。彼の友人はその年の初めにヨガの練習を開始したところ、腰痛および頻繁に起こる片頭痛がすぐに軽減するという経験をしていた。

私たちは、動作エクササイズで評価を始めた。デイビッドは、ここに来ることになった経緯を話し始めた。彼が物を拾おうと背中を曲げたとき、「一本のわらがラクダの背を折る」がごとく、ちょっとした負荷が重なりデイビッドの背中の不快感が痛みへと大きくなっていった。彼の整形外科医は外科的方法を提案し、手術をしてから数カ月が経つと、制限がない生活に戻れるようになった。だが、デイビッドは腰にしつこい痛みを感じ続けているのが心配なため、日常生活動作をかなり制限していた。医師は膨隆していた椎間板を切除したと言ったが、デイビッドはまだ痛みを感じたため、サーフィンができなかった。何も考えずに急に姿勢を動かすと、息が止まるような痛みを何度も経験した。

デイビッドに関節可動域の検査を行うと、抑制パターンが股関節、特に腰筋と殿筋にあることに気づいた。彼は生活の他の部分も話し始めた。それは、仕事と家族の話であった。デイビッドは、質が高く、堅実なプロジェクトを行うと評判であった。仕事量は非常に多く、クライアントをたくさん抱えて、大きな期待をされていた。特に厳しいクライアントの仕事をよく受けると彼は話した。そのようなクライアントは最初から怒りながら依頼してきて、非現実的な要求を彼が受け入れてくれると期待するという。職業のストレス対処法について「私は長年この仕事をしてきた、もう慣れっこだよ」と説明してくれた。

簡単なヨガの姿勢を教え始めながら、私たちは話を続けた。彼は、筋肉、特に股関節部分がとても緊張しているのに気づいた。腰筋を緩めるために、浅いランジから深いランジまであらゆるランジ（前に踏み込むような動作を行う筋力トレーニング）と姿勢を彼のプログラムに組み込んでいた。ヨガの練習全体で呼吸の促進が必要であったものの、彼はウッジャイ呼吸を学び使えるようになった。硬くなり過ぎたり、ストレスを感じたりするとき、この呼吸は、心を落ち着かせ、神経系を和らげるのによい手段であるように思われた。

私が求めることすべて行おうと、彼はゆっくり、整然と動いた。かなり恐怖があるせいで、柔らかいポーズをとることはできなかった。根底にある恐怖の感情を対象にし始めると、デイビッドは痛みについて、さらに少し打ち明けてくれた。

「ある意味で、年をとって、好きなことができなくなるのが怖いんだと思う。この痛みのせいで、さまざまなこと、とりわけ仕事が制限されるのは経済的にも厳しい。仕事ができなければ、家族の面倒を見られなくなってしまう」

彼は制限を受ける身体的部分を解説し続けた。

「腰の内部深くに何かがはまっているように感じる。椎間板は安定していると医師は言ってくれたが、押し過ぎると何かが壊れてしまいそうな感じだ」

彼の内臓感覚の認識は妥当であった。スパイナル・アーティキュレーションなどの動きを行い、腰部、特に腰筋を緩めるように、私たちは取り組みを続けていった。セッションを継続していくと、デイビッドの動作が流れるようになってきているのに気づいた。彼は、より良好な筋肉のバランスを意識的に作ることができた。分節的な動きという主な役目を行わせるために腰筋を用いるのではなく、深部のコアを統合させるようにした。

彼の練習で最も難しかったのは、仰向けからしっかりと分節的な動きを使って上体を起こすことであった。まず、座った姿勢の杖のポーズ（ダンダ・アーサナ）から、身体をロールダウンする練習をゆっくり行った。エクササイズ中は、下肢と脊椎の方向へ腰筋を伸ばすよう意識させた。最初に、相反動作（仰向けから起き上がる）に進んだとき、彼は手で床を押していた。手を支えに使わないように、腰椎の下に畳んだタオルを置くと、上体を完全に起こしやすくなったことに私たちは気づいた。

そして、驚くべきことが起こった。ある日、デイビッドは座っていて、容易に、痛みなくスパイナル・アーティキュレーションを行うことができた。私たちはお互いに顔を見合わせた。そして、彼は涙を流した。「申し訳ない」とすすり泣きながら彼は言った。「何で涙を流しているんだかわからない」。私は「それは感情を解放したからです」と説明して、こう続けた。

「私たちの身体は感情を細胞内部に保持することができます。大抵は痛みを抱えた感情です。抱えていたものを解放すれば、痛みも一緒に去っていきます。それはあなたにとってよいことです。身体ががらりと変わったのを感じられますか？　今、もう一つの層があなたの力にあると感じているでしょう。私たちが見る外部の層の下に、抱え込んでいるものを引き渡すことを促すような、深い力を感じたでしょう」

デイビッドは、軽いステップでヨガ・スタジオから出て行った。彼の顔は、少し柔らかくなったようだった。彼の全身はより流動的に動くようになった。ついに、本来あるべき彼自身へ戻れたようだった。

数カ月後、デイビッドは、マットでの練習からマット外での練習に変える機会があった。恐怖を解放することについて、私たちはまた話し合った。

「実は、恐怖の感情を越えて、制御の問題に取り組まなければならないと気づきました。私は、直面するすべての状況を制御できませんでした。制御できない恐怖が痛みの引き金になりました。幸運にも、今なら始まる前にそれを感じることができますし、対処する手段もあります。自分の生活の深いところに存在するものなので、完全に消えることはありません。しかし、恐怖や痛みとの付き合い方、私自身との関わらせ方を今はわかっています」

*アシュリー・ルッドマンは、ウィルミントン（アメリカ、ノースカロライナ州）とコスタリカのノサラにあるシーサイド・ヨガの経営者・責任者である。1996年に彼女は作業療法士として働き始めた。ヨガ・セラピスト、講師トレーナーであり、タントラの哲学と瞑想に精通している。

著者自身の事例研究

I Am My Own Case Study

［ジョアン・スタウガード=ジョーンズ］

私はソフトボール、体操といった昔行っていたスポーツへの飽くなき欲求、大学から続けている滑降スキー、それからモダン・ダンス、ピラティス、ヨガを30年以上集中的に研究して、2010年２月、本書の執筆に取りかかり始めた。私は身体領域を通して、生命を研究した。私は健康とすべての身体教育のまさしく信奉者であり、常に働きづめだった。経歴全体を通じて、私はボディワークの別の手段を探してきた。バーティニエフ・ファンダメンタルズ、アレクサンダー・テクニーク、フェルデンクライス、ボディ・マインド・センタリングなどである。ついに、ダンス運動学の教授として、意識を通した傷害予防に関する有力な提唱を行った。私は身体（特に膝）を酷使して負傷し、自然な治療法を試したことがある。

昨年の夏、私の右の仙腸関節の調子が悪化した。慢性的になったので、理学療法とカイロプラクティック[※8]で治療しようとした。最初の訪問時に、仙腸関節の箇所は身体前面の瘢痕組織の真後ろにあると考えていることを伝えた。評価後、セラピストは私に同意してくれた。瘢痕組織は、仙腸関節に関連するだけでなく、ほかでもない大腰筋にまで干渉し始めた！ 私はこれまで腹部手術を３回受けたことがあり、２回は右側で、もう１回は帝王切開だった。

帝王切開の問題

帝王切開の瘢痕組織は、私の仙腸関節の痛みに直接関連していた。仙腸関節が影響を受けるときはいつでも、腰筋が元凶もしくは、何らかの形で関わっていると推測できる。手術による感情的な問題を想像し、長時間の手術が最大限影響した場合を認識してほしい。

にもかかわらず、帝王切開後は、家に帰り、赤ん坊を持ち上げて抱いて運び、おしめを交換するなど、多岐にわたる女性の仕事を行うのだ。胎児を引っ張り出すために腹筋を切ったあとだというのに、「起きて、動く」以外の理学療法や行うべきエクササイズさえ指示されなかった。長い年月が経ち、このようないい加減なことから、動きの制限、姿勢の悪化、たくさんの合併症を引き起こした。尊重すべき本来の人間らしさが代償になった。

怪我や病態の原因は、まさしく身体に対する傷害ともいえる「切開」である。下腹部の開腹は帝王切開だけではなく、虫垂切除、腹式子宮切除、鼡径ヘルニア手術、腹部形成（腹壁形成外科手術）などでも行われる。これらは筋肉に影響を及ぼすだけでなく、神経にも損傷を与える。腹腔鏡下手術は侵襲を減らしたが、完全になくしてはいない。

私の治療は、長時間のマニピュレーション、瘢痕組織と腰筋に圧をかけることであった。最初、腰筋は極度に痛みを伴って反応した。この「闘争または逃避」の筋肉の反応は「闘争」であった。そのうちに、これは鎮静化していき、セラピストは凝り固まった組織を優しく解きほぐすことができるようになった。資格のあるセラピストだけがこの種の治療を行うべきだが「誰がその資格を持っているのか？」と言うのは難しい。私の理論は以下の通りである。痛みを伴う場合、あなたが絶対的にセラピストを信用しない限りは行わないこと。

※８：日本とは違って米国では法制化された資格がある。

完全な治療のためにさらに慎重に、その部位の周りの多くの筋肉にストレッチと強化を行った。殿筋、腹筋、腰筋、股関節屈筋群、脊柱伸筋群を鍛えるエクササイズを含めて、この治療はうまくいった……25年遅れたが。この話の教訓は以下の通りだ。

自然分娩にせよ、出産した女性は、一種のリハビリを伴う、身体的、感情的、スピリチュアル的な治療環境に入るべき、ということである。

鼡径部と睾丸痛の症例

The Case of Groin and Testicular Pain

[ゲイリー・マシラック博士、D.C., P.T., C.S.C.S.]

約３～４カ月続く右側の睾丸の痛みを主訴とする41歳男性が、私の診察室を紹介され、相談しにきた。痛みは進行性で、座ると悪化し、10点を痛みの最高点として７点だという。

肝酵素（SGOTとSGPT）が少し上昇している以外は、検査値は正常だった。詳細な病歴を調べ、評価を行った。姿勢の検査で、右側の腸骨稜が低く、腰椎前弯がやや増加していることがわかった。また、脚の長さの評価では、右脚が構造的に約13cm短いこともわかった。骨盤傾斜も明らかで、寛骨が左後部と右前方に傾斜していた。基本評価によると、過剰な回内が、右より左に大きく影響しているとのことである。体幹の自動運動の可動域は基本的に正常範囲内であったが、股関節は右の股関節が伸展しにくく、10度しか動かない。鼡径部および大腿前部上部の皮膚分節（第１・第２腰椎）での感覚鈍麻を除けば、整形外科的検査はすべて異常はなく、神経学的検査も同様であった。

触診によって、右の大腰筋の著明な圧痛と過緊張が明らかになった。触診中、鼡径部と睾丸の痛みが繰り返された（腰椎前弯の増大は、腸腰筋の過緊張の結果もしくは原因となりうる）。

治療は腰筋への湿式加熱を行った。続けて、筋膜リリースをしながら、拮抗筋（大殿筋）で股関節を伸展させる能動運動を行い、治療する腰筋の神経抑制※9を行った。解剖学的に大腰筋を通る、陰部大腿神経の紋扼をリリースし、大腿前面の上部と鼡径部に知覚を与えることが目的であった。しかし、この症例では、圧迫により痛みを起こしていた。この筋膜リリースの後、腸腰筋の３Dストレッチを行った。また、さまざまなエクササイズを用いて、抑制された大殿筋の活性化を行った。２日後、患者は、痛みの85～90%が減少したと報告した。続く２つの治療は、腰筋と周囲の軟部組織をリリースし、家でのエクササイズ・プログラムを検討し発展させる予定だった。彼が身体的な痛みとともに精神的苦痛から解放されたことを想像してみてほしい。

※9：この場合は、相反神経抑制と考えられる。

神経絞扼

多くのセラピストは神経絞扼や圧迫を見つけ、場合によって手術なしで治療できる痛みの源と考える。「つねられた神経」という表現は通常、手根管症候群、肘管症候群、坐骨神経痛に使うが、特定の神経や神経群への圧迫にもあてはまる。

原因は関連部位に特異的であり、椎間板変性、骨棘、関節炎、筋機能不全、傷害、腰筋などの筋緊張を引き起こす感情的トラウマにまで及ぶ。各シナリオは特異的である。

腰部脊柱管狭窄症

痛みを伴う腰部脊柱管狭窄症は通常、変形性関節症や椎間板疾患が原因であり、脊椎症と呼ばれる。腰椎は、多くの小関節面から成り、脊髄から枝分かれした神経が、椎骨の横にある椎間孔を通っていく。管や孔が狭くなったり、曲がったりすると、神経が密集する。これらの神経は、大腰筋の後方に位置する腰神経叢の経路で、下肢に影響を及ぼす。神経が圧迫されると、股関節や脚に不快感や痛みを生じる。

対処法は、神経が抑制されている狭窄症や手根管症候群など、どのような部位でも影響を受けている神経の通路を、広げることである。治療は炎症と痛みを和らげる薬剤、注射、手術にまでわたる。重症度によるが、著者はいつも、薬や手術の代わりとなる、侵襲が少ない理学療法を最初に選ぶ。手術が行われたり、提案されたりした前述の事例のように、実際に最も効果的な治療は、腰筋のトレーニングを含めたナチュラル・ボディワークだった可能性がある。神経絞扼は筋肉のリリースで広げられることが証明されている。これが脊柱管狭窄症にあてはまるとは提唱しないが、食事、ボディワーク、早期発見を通しての予防で、症例数と手術を確実に減らすことができるだろう。

神経系は非常に複雑である。一つの構成要素、陰部大腿神経の経路を追ってみよう。この神経は……

- 腰神経叢の上部領域の一部である。
- 第１腰椎と第２腰椎の神経根から始まる。
- 大腰筋の前面に現れる。
- 大腿枝と陰部枝へ分かれる。
- 大腿三角の上部前面の皮膚に分布する。
- 男性では、鼡径管を通り、精巣挙筋（精巣を覆う）と陰嚢皮膚にまで分布する。
- 女性では、恥丘（外陰部の前部）と大陰唇（小陰唇）の皮膚にまで分布する。

ワンポイントレッスン

腰筋は性的興奮さえも喚起する、一つの要素になりうる。健康を維持するために、腰筋はすばらしい働きをする！

他にも多くの腰筋に関する話がある。これらの話は腰筋をリリースすることで目覚ましい結果を成し遂げるという確証である。

最高の腰筋トレーニングのいくつかは、国際的な教育者で身体施術者でもあるリズ・コッホが行っている。彼女が次のように説明している。

「腰筋は通常の筋肉ではなく、意識と認識の豊かな内外世界へと切れ目なく深遠に続くものである」

これで、人間（と腰筋）の潜在にあるスピリチュアル面に向かう旅（「Part 3　腰筋とスピリチュアリティ」）の準備は整った。

Part 3

腰筋とスピリチュアリティ
—エネルギーの解剖—

The Psoas and Spirituality–
“Energetic” Anatomy

このPart 3では、身体的エクササイズや解剖学と、エネルギートレーニングの関連性について述べていきたい。それには、力、動作、平衡に関わる身体のコアに大きな影響を与える大腰筋の統合力についても、当然、言及しなければならない。

集中エネルギーのトレーニングでは、「スピリチュアル・チャクラ・システム」というものが利用されるが、人体に7つあるとされるチャクラのうち、特に下部の3つのチャクラが大腰筋の位置にある。腰筋を正しく使えば、スピリチュアルなプロセスを邪魔することなく、身心の完成に導いてくれる。このPart 3の全体を通じて、この理論を探っていく。

第7章
私たちは何を知っているか?

What Do We Know?

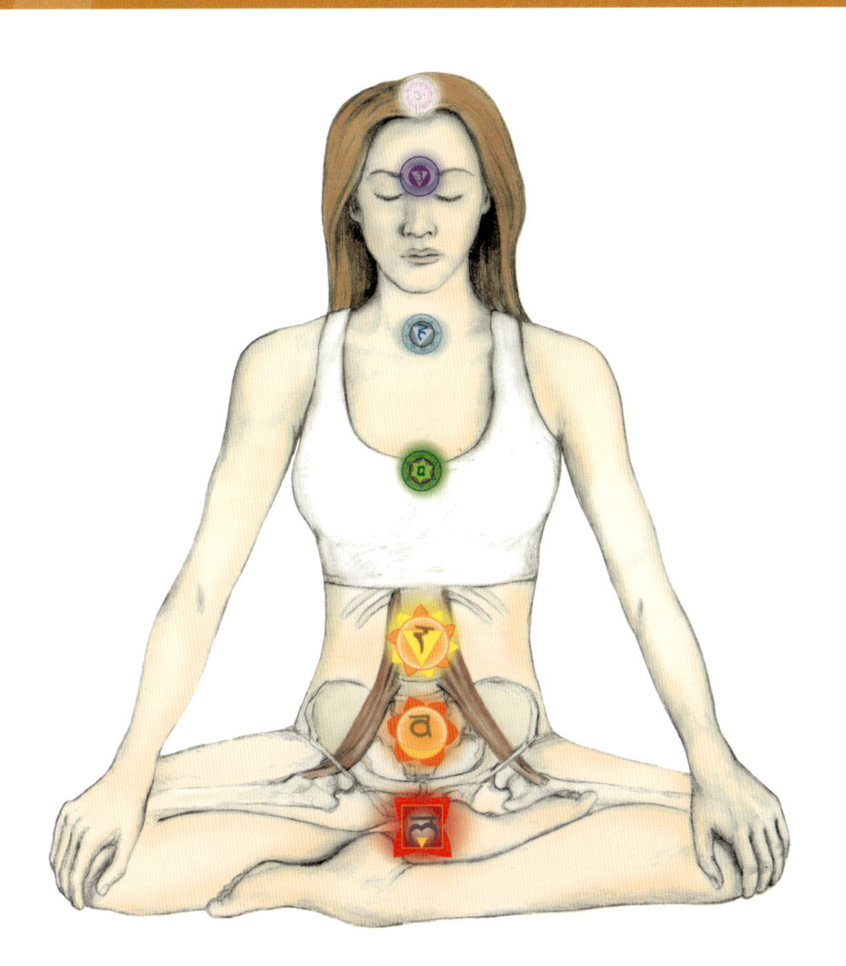

科学とスピリチュアリティ
Science and Spirituality

物理的実在には、ユニークな２つのレベルが存在することが科学的に証明された。私たちが慣れ親しんでいる五感を用いるレベルと、「精神エネルギー科学」が扱うレベルである。精神エネルギー科学は、人間の意志が大きく影響する物理的実在のレベルを扱う。

これには、スタンフォード大学教授の物理学者ウィリアム・A・テイラー博士が関連している。20世紀初めの、アインシュタインの業績と量子物理学の発見によって、テイラー博士の創造と変換に関する発想への扉は開かれた。テイラー博士は、科学に人間の意識や意志といった存在も包含して伝統科学を拡大し、意識と意志が（非生物と生物の）物質特性、いわゆる物理的実在に大きく影響する可能性を発見した。

今、私たちは、意識の発達を取り巻く新しい科学的世界観の先端にいるのだろうか？ 私たちは、いまだ認識されていない多くの能力を持っていることを知っている。意識の力を使い、共通の利益に向けて現実に影響を及ぼせるのは、すばらしいことではないだろうか？　これまで、このことは主にヨガ・瞑想、形而上学的実践、気功を通して、スピリチュアル的にのみ語られてきた。

科学とスピリチュアリティの連携は、明らかに遅れているものの、研究の機はすでに熟している。「全能の腰筋」をどのように取り扱うべきだろうか？　Part 1とPart 2で見た腰筋のつながりを思い出してほしい。「身体と感情」「脳内の化学物質と身体・感情の健康状態」などの明確な関係が証明されている。大腰筋が太陽神経叢に位置していることを知れば、この筋肉がスピリチュアルなチャクラにも関連し、人の幸福と意志に影響を及ぼしているといえるのではないだろうか？　ただし、腰筋はエネルギーを伝達するのではなく、非収縮（自由な）状態のときに、エネルギーを引き出す存在である。腰筋の健常性とチャクラ・システムのつながりについては、このプロセスを強めてくれるヨガの「アーサナ（姿勢）」とともに示す。

チャクラ・システム：宇宙的自己
The Chakra System: The Cosmic Self

「チャクラ」（本来の綴りはchakraでなくcakra）は古代の伝統に由来する。数千年前、インド・ヨーロッパ語族（アーリア人）が侵略してきた時代のインドで、この言葉が出現した。その後、数世紀にわたり、インド中で文化的融合が起こったこの時代は「ヴェーダ」の時代として知られようになる。チャクラは光の環として象徴的に示され、「新しい時代をもたらす」という歴史的意義を持つ。チャクラは「知識」を意味する古代のヒンドゥー教文書『ヴェーダ』（Vedas）で言及されている。

昔からの教義として、サンスクリット語の単語「チャクラ」自体は、時輪タントラの教典にあるように「車輪」を意味する。また、太陽の比喩、つまり、天のバランスを象徴するとも考えられている。紀元前200年頃のパタンジャリ編纂の『ヨガ・スートラ』（Yoga Sutras）といったヨガの文献は、チャクラを意識の精神的センターと言及している。エネルギーの中心としてのチャクラは、７世紀のタントラの伝統を通して、ヨガ哲学の不可欠な部分となった。ヨガ哲学は、宇宙の多くの力を統合することを強調する。ヨガはすべてを内包し始めたのであった。

基本的なチャクラは７つあり（他に小さなチャクラが四肢にある）、脊椎に沿って位置している。完全なシステムとして一体になって働き、時に「深遠の（隠れた）内臓」と呼ばれる。７つのチャクラはナディス（脊椎エネルギーのチャンネル）、内分泌系、神経叢に交わる。チャクラを精神エネルギーの中心ということもできる。チャクラは土、水、火、空気、エーテルの自然元素につながり、その特性は人間の目的を明確にするのを助けてくれる。チャクラは、生命エネルギーを受け、消化、分配、伝導すると考えられ、それゆえに７つの覚醒ルートとして知られている。大腰筋は、身体下部にある３つのチャクラと関連している。

７つの主要なチャクラの一覧を下記に示す。それぞれのチャクラのサンスクリット語名も加えた。神聖な古代言語であるサンスクリット語は悟りのために設計されており、チャクラと同様に尊ばれている。チャクラ・システムの意味と効果は、本書で示す範疇をはるかに超えている。エネルギー・フローとオーラ・フィールドについては、バーバラ・ブレナンとシンディ・デールのような他の専門家が詳しく記述している。

1. ルート・チャクラ（ムーラダーラ、Muladhara）

存在の根幹、土台となるチャクラで、「基礎」「最初のニーズ」「接地」「つながり」「保護」を司る。
場所は肛門より上の脊椎の基底部で、骨盤底、足、脚と大腸を制御する。
色は赤、惑星は土星、元素は土、感覚は嗅覚、動物は象、原音はlam。
女神の力であるクンダリーニ・シャクティがここに巻きつくと言われている。

2. 仙骨チャクラ（スヴァディシュターナ、Svadhisthana）

第2のチャクラは「セクシュアリティ」「情熱」「甘味」「喜び」「創造」などを司る。
場所は下位脊椎の前面、骨盤、仙骨、卵巣、精巣で、
生殖能力、下背部、股関節、膀胱、腎臓を制御する。
色はオレンジ、惑星は冥王星と月、元素は水、感覚は味覚、動物はワニ、原音はvam。
自身の個性を拡大させてくれる。

3. 太陽神経叢チャクラ（マニプーラ、Manipura）

第3のチャクラは「虫の知らせ」「呼吸」「戦士（勇気）」「輝く宝石」「個人の力」などを司る。
太陽神経叢、横隔膜の結合、腰筋、臓器、臍のまわりを中心とする場所に位置している。
生命の消化、代謝、感情、普遍性を制御する。
色は黄色、惑星は太陽、火星、元素は火、感覚は視覚、動物は雄羊、原音はram。
免疫、神経、筋肉系に影響を与える。

4. 心臓チャクラ（アナハータ、Anahata）

第4のチャクラは「神の受理」「愛」「関係」「情熱」「生命の喜び」を司る。
胸郭上部、心臓、肺、胸腺に位置して、上背部、精神的能力、一部の感情、生命の開放性を制御する。
色は緑およびピンク、惑星は金星、元素は空気、感覚は皮膚、動物はカモシカ、原音はyam。
「宇宙のリズムを飲み込む」というイメージを持つ。

5. 喉チャクラ（ヴィシュダ、Vishuddha）

第5のチャクラは「コミュニケーション」「自己表現」「調和」「振動」「優雅」「夢」などを司る。
喉、首、甲状腺、耳、口にあり、音、声の力、同化を制御する。
色は空色、惑星は水星および木星、元素はエーテル、感覚は聴覚、動物は白い象、原音はham。
内なる真実を世界に伝え、肉体からスピリチュアルな次元に上昇させると言われている。

6. 額チャクラ（アージュナー、Ajna）

第6のチャクラは「第3の眼」「直観」「集中」「良心」「献身」「中立性」を司る。
眉の間から上、頭部の中心、下垂体に位置しており、創造力、想像力、理解、合理的な夢を制御する。
色は藍および紫、惑星は海王星、元素は光、感覚は心、動物は黒いカモシカ、原音はaum。
すべてが神聖に見えるようになるチャクラだと言われている。

7. 頭頂チャクラ（サハスラーラ、Sahasrara）

第7のチャクラは「純粋な意識」「スピリチュアリティ」「真の英知」「統合」「至福」を司る。
頭頂部、松果体、大脳皮質に位置して、身体、心、他のチャクラのすべての機能を制御する。
色は白、青紫、金。惑星は天王星ケートゥ。
元素を超越するチャクラで、象徴は千の花弁の蓮（虚空）。
クンダリーニのエネルギー（シャクティ）が男性のエネルギー（シヴァ）に結びつき、すべての実体を超越する。

本書ではチャクラと身体、特に下位脊椎との関係に重点を置く。ヨガでは「粗大身(gross body)」「微細身（subtle body）」「原因身（causal body）」の3つの身体から成り立つと考えられているが、そのうちの微細身のチャクラ、特に、腰筋がある胴体下部の3つのチャクラに活力を与えると、身体的エネルギーも活性化される。

ヨガを行う目的の一つは、エネルギー、呼吸、生命力として定義されるプラーナの解放である。「クンダリーニ」とは、脊椎の底部にある、利用されていないプラーナであり、時にとぐろを巻いた蛇として描写される。ルート・チャクラはクンダリーニの発する場所に位置し、接地する力として、大地のエネルギーにつながる。腰筋は、この部位と第2のチャクラ（仙骨チャクラ）、第3のチャクラ（太陽神経叢チャクラ）を相互に結びつける。

7つの基本的なチャクラやエネルギー・センターは、物質の身体に覆われた「微細身(非物質)」内に存在するとされる。現代科学は、これらのチャクラが脊柱から伸びた7つの神経節に密接に対応していることを発見した。Part 1とPart 2で示した神経中枢は、第6章の終わりで述べたように、腰神経叢を通して腰筋に直接関連している。

チャクラに働きかける際に、覚えておくべきことは、このシステムは全体的なもので、互いに調和させなければならないということである。同じことは身体にもあてはまる。

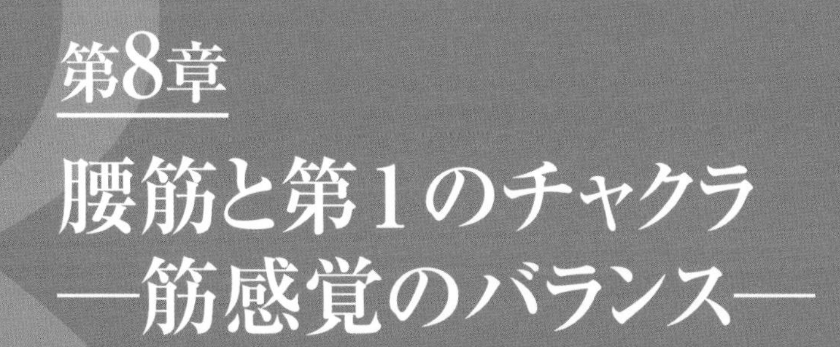

第8章

腰筋と第1のチャクラ —筋感覚のバランス—

The Psoas and Chakra 1: "Kinesthetic Balance"

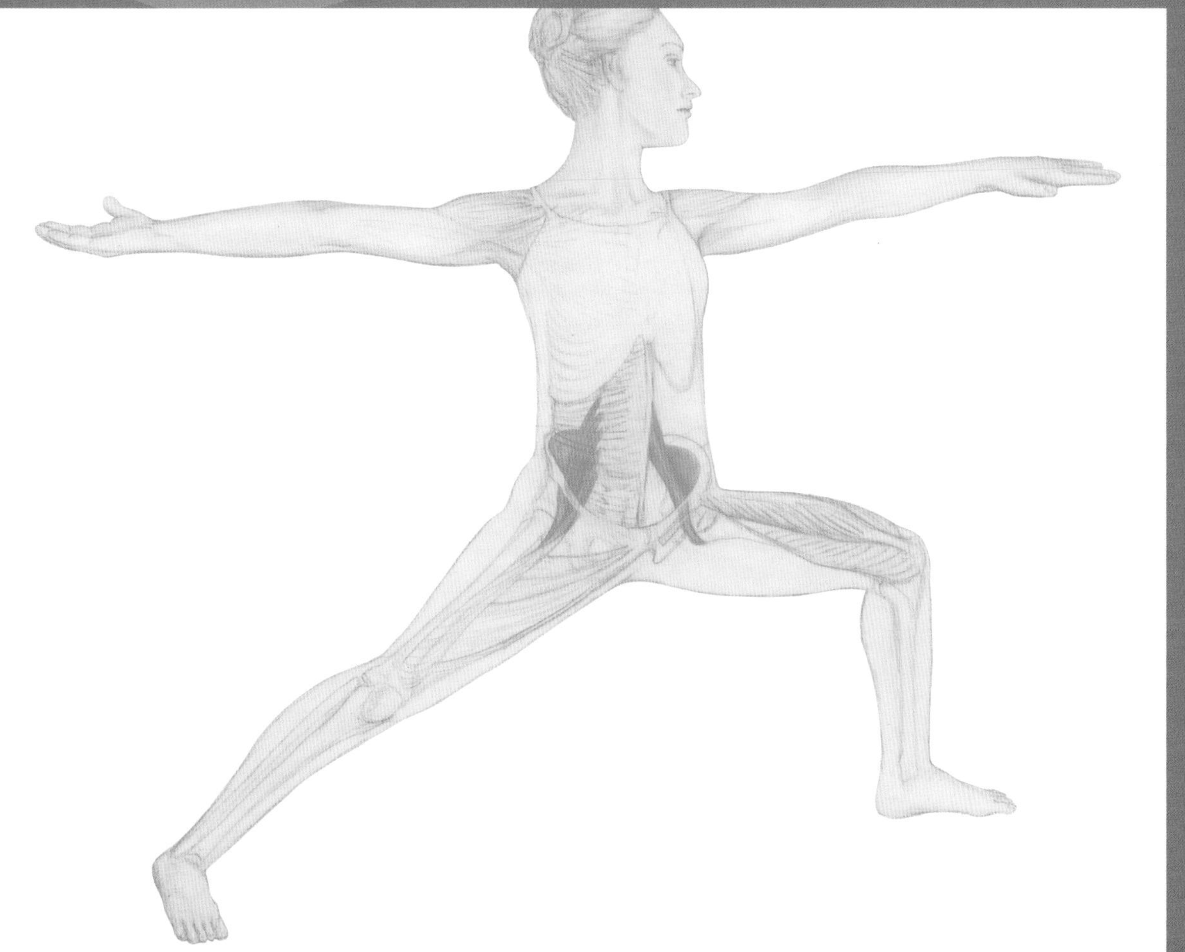

腰筋が脊椎の底部と骨盤底に沿った場所に位置し、ルート・チャクラを相互に結びつけていることはすでに述べた。骨盤底の骨格組織は、尾てい骨（尾骨）、恥骨、坐骨結節（坐骨）から構成される。これらのポイントを横切らせると、正方形になる。ルート・チャクラの象徴も正方形、または4葉の蓮の花である。まさしく「偶然など存在しない」ということを実感させられる。

このチャクラにちなんで名付けられたポーズがある。それはルート・ロックのポーズで、「ムーラバンダ・アーサナ」と呼ばれる（ムーラは「ルート」「基礎」、バンダは「締めつけ」、アーサナは「ポーズ」を意味する）。

通常、レベル2のポーズは「バッダ・コンアーサナ」（第2のチャクラに関しては、第9章を参照）と本章で説明する「イージー・ポーズ」との組み合わせである。プラナヤマ（呼吸法）を行いながら、長時間そのポーズを保持することから、このポーズは高度な瞑想の姿勢とされる。

バンダとは、ほとんどのヨガ、瞑想、クリヤ（動作）の実践において、（横隔膜の動きでの）締めつけの伝統的なテクニックで、資格のあるヨガ・マスターから学ぶのが最善である。内部と外部にある普遍的な力を一致させるために、エネルギー・フローを変更することでバンダを行う。説明するよりも実践してもらうのが一番だが、身体の中心に位置して統合する力を生み出す大腰筋が、ヨガと関わっているといえば、十分だろう。

ヨガ・ポーズと第1のチャクラ

Yoga Poses and Chakra 1

腰筋は、受容体とプレセプター（教師）として、第1のチャクラの部位に影響を及ぼす。座位のヨガのアーサナと足や脚を使うポーズで、この第1のチャクラが活性化される。腰筋、腰方形筋、骨盤底筋が使われるとき、腰部と仙骨の部位を安定させ、骨盤を地面に向けてしっかりと据える。このことは、これから紹介するすべてのポーズで重要である。

指示にもよるが、通常はヨガの姿勢は、深呼吸を3回以上行う間、保持する。「太陽礼拝」のポーズのようなヴィンヤサ（編集部注：呼吸と流れるような動きを連動させるスタイルのヨガ、123ページ参照）も加えることができる。

ほとんどのヨガの姿勢は数千年前に作られ、常に進化している。瞑想のスピリチュアル・トレーニングを行えるよう身体を準備し、神経系を洗練させることで、チャクラ・エネルギーを解錠する。第1のチャクラで対象となるのは、生存、防衛、家族という感情的問題と、うつ病、坐骨神経痛、拡張蛇行静脈、直腸の問題などである。ルート・チャクラは、忠誠、恐怖、本能といった感情を司ると考えられている。

接地の健全な感覚を確立し、「ゴミ」を除去し、この治癒につながるエネルギー・システムを開き、生来のいたわり方で、身体をケアする可能性を想像してみてほしい。脳で生きるのではなく、いつも身体で生きられれば、私たちが生きる産業社会に大いに尽力できるだろう。

座位のポーズ

Sitting Postures

座位は、大地のエキスを利用することでルート・チャクラに影響を及ぼす。こうして、次のアーサナは身体的なものからスピリチュアルへの旅に出る。腰筋は脊椎スタビライザーとして働き、主に股関節でリリースされる。これを誤用してしまうと、エネルギー・フローを妨げることになる。

1 イージー・ポーズ（スカ・アーサナ、Sukhasana）レベル1

サンスクリット語の「スカ」は「優しい、幸せ、好ましい」という意味。方法と制限は以下の通り。

方法

これは静かに座るポーズで、脊椎の垂直の長さを最適化し、瞑想やヨガのクラスで最初に始めるのに理想的である。脊椎をまっすぐ伸ばして、肩はリラックスし引き下げ、脚を組んで座る。

制限

多くの人々にとってこの姿勢は心地よいが、膝関節や股関節に窮屈さを感じる人もいるかもしれない。そんな場合は、上側の脚を、もう一方の脚の上ではなく横に置いたり、ブランケットやブロックの上に高く座ったりしてもよい。膝より上に股関節を置くことで、疲労を軽減させ、エネルギーと呼吸の流れを増やす。壁があれば、脊椎をまっすぐにするための補助にも使える（床に座れなければ、椅子でも可）。

2 シーア・ポーズ（シッダ・アーサナ、Siddhasana）レベル1

サンスクリット語の「シッダ」は「完成」という意味。方法と制限は以下の通り。

方法

イージー・ポーズと似ていて、足を腿に押し込み、つま先が見えないようにする。脊椎はまっすぐにし、肩は引き下げる。呼吸は、どの座位の瞑想でも重点とされる。

バリエーション

床に坐骨をつけたまま、腕を前方に伸ばして前屈姿勢をとる。

制限

上記のイージー・ポーズと同じ。バリエーションを行うとき、椎間板に問題がある場合、脊椎の屈曲は禁忌である。

3 蓮のポーズ（パドマ・アーサナ、Padmasana）レベル2

パドマは創造の象徴である「蓮」を意味する。方法と制限は以下の通り。

方法

イージー・ポーズ（スカ・アーサナ）で座り、身体は起こしたまま、足を左右とも、反対側の大腿部に置く（**図8－1**）。これは力強い姿勢である。

制限

足関節、膝関節、股関節に問題があれば、負担が少ないイージー・ポーズ（スカ・アーサナ）を続けたほうがよい。次第に、身体が強く、柔らかくなり、バランスをとれるようになれば、蓮のポーズを行えるかもしれない。その場合、しばらくは片脚、それから、両脚で行う。膝関節や股関節の下に支えを置いてもよい。常に自分の身体の声に耳を傾けること。最初は、完全な蓮のポーズを行えないかもしれないが、それで構わない。制限を受け入れ、身体が行えることに敬意を払うことは、ヨガの実践の一部である。

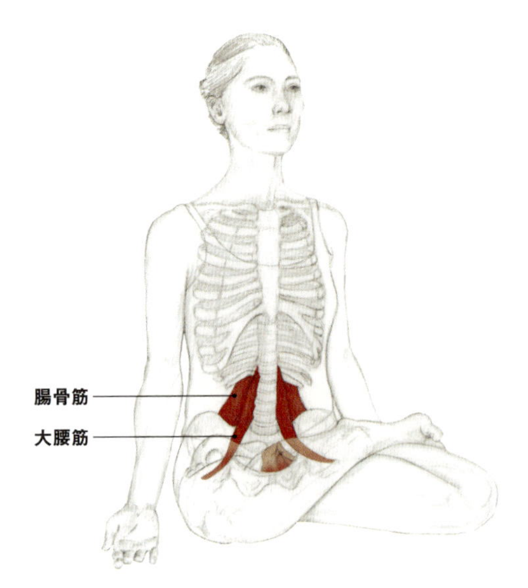

図8－1 蓮のポーズ（パドマ・アーサナ）レベル2

「クンダリーニ」（サンスクリット語で「螺旋」を意味する）については、すでに述べた。腰筋も関わる下部のチャクラに強く影響する、多くのクンダリーニ・ヨガのエクササイズがある。例えば、イージー・ポーズを行う人は、息を吸う際に脊椎を過伸展させて上体を前に倒し、吐き出す際に後屈させる。そして、ペースを上げながら、数分間行う。この呼吸を伴う動作はコアとチャクラに活力を与え、意識を高める。「火の呼吸」（鼻を使った浅速呼吸の一種で、臍の中心を関わらせる）も、クンダリーニ・ヨガのエクササイズで使われる。手は肩に置き、肘を外に出し、息を吸う際に左にねじり、吐く際に右にねじり、速度を上げていく。脊椎とチャクラがリリースされて開かれる。これはとても強力なもので、意識をより高い状態に持っていく。

ワンポイントレッスン

マスタークラスの教師の下で、クンダリーニの覚醒を行うのが最善である。

4 杖のポーズ（ダンダ・アーサナ、Dandasana）レベル1

サンスクリット語の「ダンダ」は「杖」や「棒」を意味している。方法と制限は以下の通り。

方法

床に座り、脚を前方に伸ばし、足首を反らし、脊椎をまっすぐ伸ばす。手首部分を股関節の横につけ、床に置く。単なる長座位のような姿勢だが、これは見た目より難しい。アラインメント（骨・関節の位置）と呼吸に重点を置き、エネルギーは2方向に流れる。坐骨から脊椎、頭頂チャクラを通って出ていく流れと、坐骨から脚を通って出ていく流れである。これらの流れには筋肉も使われる。また、足を使うことで、このチャクラを刺激する。

制限

両脚をまっすぐにして座った状態で身体を起こすのが難しい場合、脊椎を曲げて弱めた姿勢にしないこと。膝を曲げるか、もしくは膝の下にブランケットを敷くようにする。これは通常、ハムストリングが硬いためである。

5 ハーフ・シッティング・ツイスト（アルダ・マツヤンドラ・アーサナ、Ardha Matsyendrasana）レベル1

サンスクリット語の「アルダ」は「半分」、「マツヤンドラ」は「魚の王」を意味する。

これはねじった座位の姿勢で、他のねじった姿勢と同様、ルート・チャクラと脊椎の他の部分に活力を与える。脚、脊椎、腕（腕の姿勢による）で多くの筋肉が活性化される。これは、ヨガの教育者として名高い賢者マツヤンドラによって作られ、彼の名をとって名付けられたと言われている。

方法

片（左）脚を折り曲げて座り、別（右）の脚は交差させ、足は床に平らにつける。脊椎を伸ばして、反対（左）の手で膝を抱えるか、反対（左）の肘でさらにねじりを加える。尾骨の後方に腕を置き、支えるために手を床につける（**図8－2**）。腰筋は、腰椎を支えるための補助を行う。より効果的にねじる（回旋する）ことができるのは、胸推と頚椎の部分である。下位脊椎は回旋が制限されているため、無理はしないこと。

著者は、ヨガで腰部を損傷した患者を診たことがあるが、腰椎を無理にねじったことが原因の一つであった。無理に行うことは何であれ、ヨガのやり方ではない。ヨガの原則、運動学、動作の科学を理解している認定インストラクターを見つけること。

制限

多くの人々がこの姿勢では両方の坐骨で座れないのは、股関節の可動域の硬さや単純

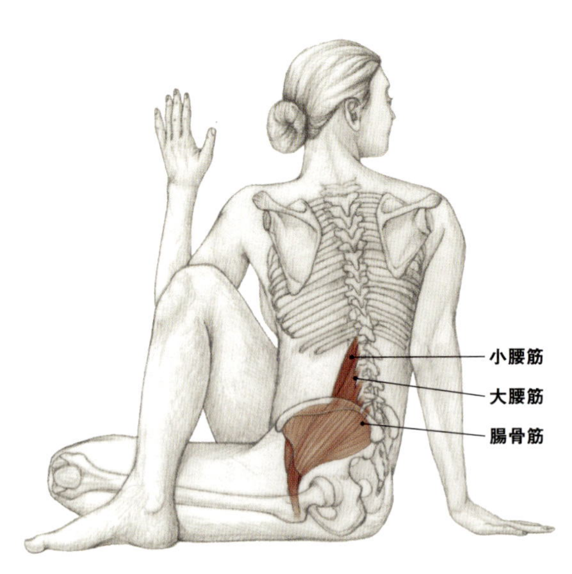

図８－２ ハーフ・シッティング・ツイスト（アルダ・マツヤンドラ・アーサナ）レベル1

に解剖学的な個人差がこのポーズを実質的に制限している原因となっているかもしれない。下に置く脚を伸ばすか、または、交差させる足を外側でなく、内側に置く。一部の筋肉が反対側に回転するため、カウンタームーブメントも強く働いている。このポーズは柔軟性が身について、さらにやりやすくなるので、何度もこのポーズを練習すること。股関節を床に接地させ、脊椎を伸ばせば、ルート・チャクラが活性化される。

6 牛の顔のポーズ（ゴームカ・アーサナ、Gomukhasana）レベル2

サンスクリット語の「ゴー」は「牛」、「ムカ」は「顔」を意味する。方法と制限は以下の通り。

方法

膝を曲げて座り、左膝の上に右膝を重ねて、右足は左腰の外側へ、左足は右腰の外側へ。両側の外側のほうに置く。背筋は伸ばす。腕はさまざまなバリエーションで組める。これは、とてもよい接地姿勢である。

制限

この姿勢は、膝を傷つける可能性がある。ストレスが感じられるなら、身体の組織に悪い影響を受けている可能性がある。牛の腕の組み方も含めて、より簡単な姿勢で座るのはバリエーションの一つである。

7 船のポーズ（ナヴァ・アーサナ、Navasana）レベル2

サンスクリット語の「ナヴァ」は「船」、「アーサナ」は「姿勢」を意味する。方法と制限は以下の通り。

方法

体育座りをしてちょうど両坐骨の後ろでバランスをとる。片方の脚を伸ばしてから、残りのもう片方の脚も伸ばして45度の姿勢をとる。

正しいバランスとサポートのためにコアを使わなければならない。腕を前方へ伸ばすことで、難易度を上げることができる。腰をつぶしたように曲げないこと。大腰筋は、この部位と股関節で作用している。

制限

腰筋が弱い場合は、この姿勢を保持して安定させるのは難しい。ポーズが難しければ、膝を伸ばさずに曲げたままで大腿を胸の前のほうに持ってくるようにして、床に手をついてバランスをとってもよい。尾骨に当てるクッションを厚めにすることで、腰への負担を減らせる。正しく保持すれば、船のポーズは腰椎を伸展させる効果がある。

立位の姿勢 *Standing Postures*

8 山のポーズ（タダ・アーサナ、Tadasana）レベル1

サンスクリット語の「タダ」は「山」を意味している。方法と制限は以下の通り。

方法

これはヨガの基本的な立位のポーズで、地面に根ざして両脚は平行に立ち、身体が上へと伸びていく安定した支持基盤となる。調和、中心性、バランスに重点を置く。腰筋は、脊椎、骨盤、両脚が互いに正しい配置になるよう作用する。両足はくっつけるか、腰幅に広げる（図8－3）。

制限

制限はない。

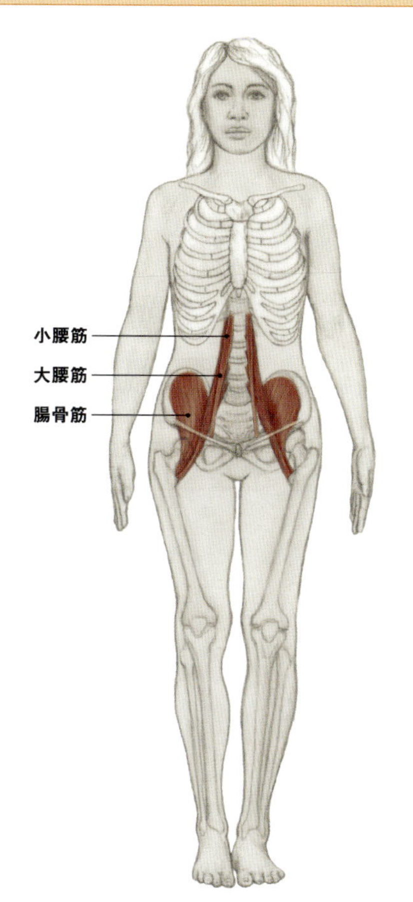

図8－3 山のポーズ（タダ・アーサナ）レベル1

9 戦士のポーズ1・2（ヴィーラバドラ・アーサナ、Virabhadrasana）レベル1

サンスクリット語の「ヴィーラバドラ」は「勇敢な戦士」を意味する。

前に出した脚の股関節を屈曲させ、腰筋は腸腰筋群の一部として収縮し、下位脊椎を伸ばす補助を行う。腰筋は、後ろの脚の股関節で伸ばされる。

戦士のポーズ1の方法

山のポーズから、股関節を前方に保ちながら、片脚を大きく後ろに下げる。後ろの足先の向きを45〜60度、外側に開く。後ろの足の外縁をしっかり地面につけつつ、前の脚の膝を足首とまっすぐになるよう曲げ、股関節を少し外旋する（図8-4）。力強く、バランスのよいスタンスで、両脚に等しく体重を乗せる。腕の位置は、腰に手を置く形や「サボテン」の腕の形、上方に伸ばす形などのバリエーションがある。反対側でも繰り返す。

戦士のポーズ2の方法

戦士のポーズ1の脚の位置のまま、股関節と腕を前後に開く。後ろ脚のつま先は、股関節を開きやすくするよう外側に動かしてもよい。強く、誇り高い感じに、前方にある指の先を注視する。

制限

呼吸とストレッチを制限してしまうため、ポーズで緊張をさせないようにする。高血圧の場合、戦士のポーズ1で頭上に腕を伸ばすことは控えたほうがよい。

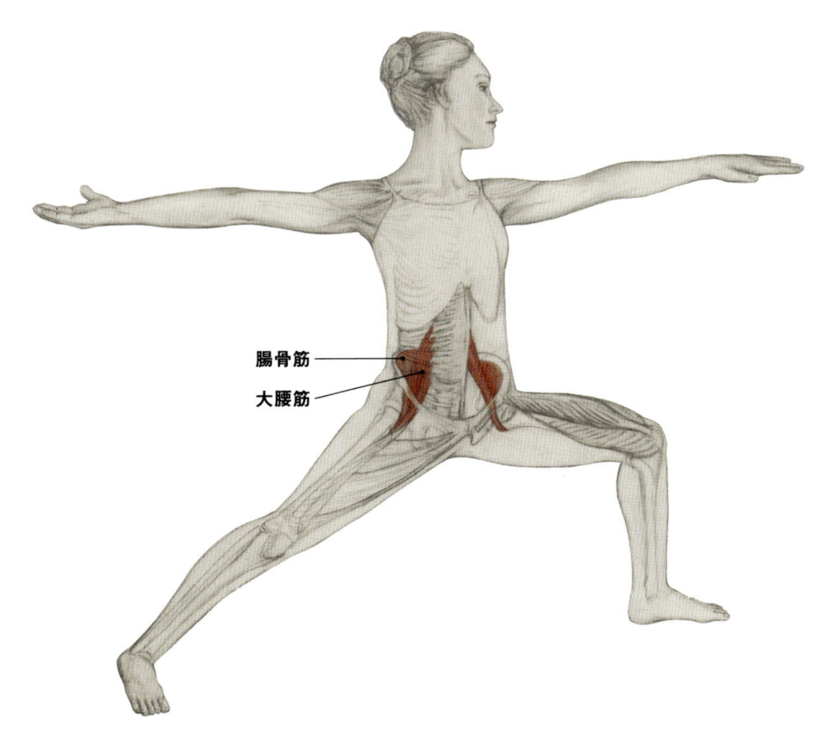

図8-4 戦士のポーズ2（ヴィーラバドラ・アーサナ）レベル1

10 木のポーズ（ヴリクシャ・アーサナ、Vrksasana）レベル2

サンスクリット語の「ヴリクシャ」は「木」を意味する。方法と制限は以下の通り。

方法

片脚で立ち、つま先はまっすぐ前を向き、もう一方の脚は大腿内側かふくらはぎにつけて、股関節を外側に開く。身体を上に伸ばし、尾骨は下に落とす。手は胸の前で祈る位置（図8－5）、または、頭上より高い位置に置く。支える脚を強化し、もう一方の脚はストレッチできる。骨盤が中心にあるとき、腰筋は両脚の位置で作用する。

制限

股関節が硬い場合は、両脚が接触する位置を、ふくらはぎや床まで下げてしまっても、股関節の外旋さえ維持されていれば問題ない。浮遊感、めまい、バランス感覚の欠如などがあれば、壁や支えにつかまること。眼を開いて、バランスをとれるよう集中する。

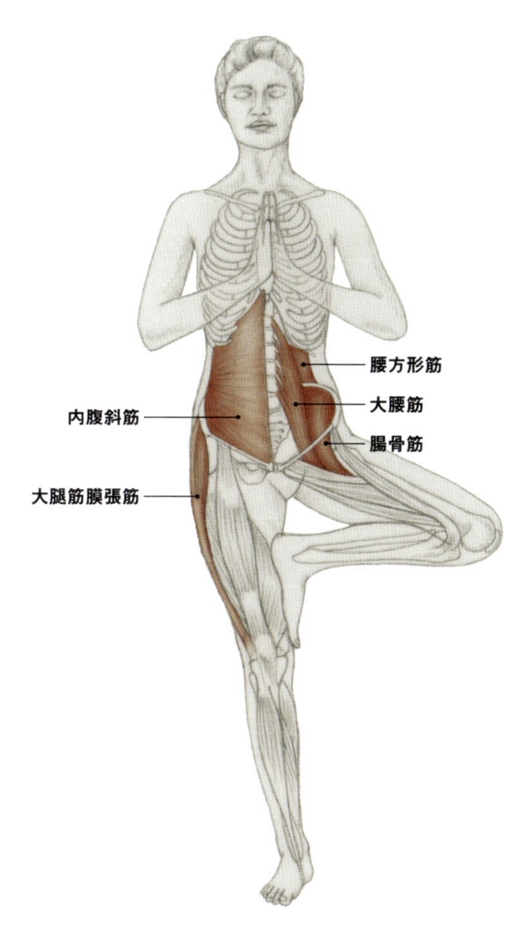

図8－5 木のポーズ（ヴリクシャ・アーサナ）レベル2

《ワンポイントレッスン》

脚が床に接地して、コアを強く働かせるので、片脚バランスはルート・チャクラに理想的である。

前述した10のポーズは、筋力、柔軟性、血行を高め、第1のチャクラを活性化させる手引きとして紹介したが、決して完全なリストではない。よいストレッチとなるチャイルド・ポーズでセッションを終える（図8－6）。

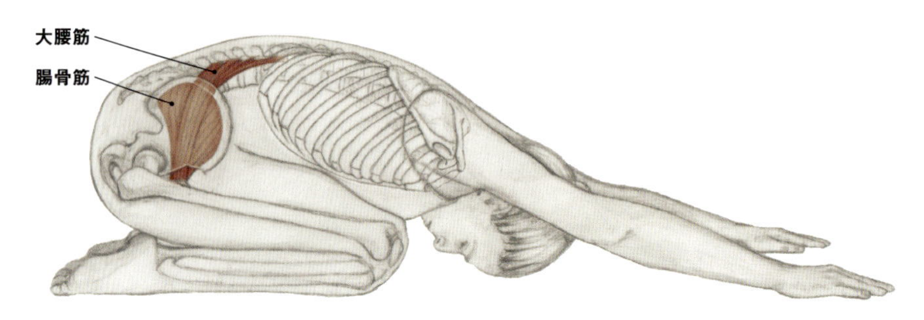

図8－6 チャイルド・ポーズ（バラ・アーサナ）レベル1

第1のチャクラのための指針

Pointers for Chakra 1

①行進、足踏み、ランニングを試してみる。ウォーキングでもよい。そのときに、腰筋は、体重移動のバランスをとる手助けをしてくれる。
②大地と接地し、つながっている自分を感じる。
③根菜（例えば、ニンニク、タマネギ、ニンジン、テンサイ、ジャガイモ、ダイコン、セイヨウワサビ）を食べる。
④免疫系を大事にする。
⑤マッサージで足を刺激する。
⑥「生存」本能を根付かせ、活性化させる。
⑦腰筋をリリースし、休ませる。

補足のポーズ

Bonus Poses

本章の最後に、補足のポーズとして「馬のポーズ」と「カラスのポーズ」を紹介しておく。誌面スペースの都合でイラストは入れられなかったので、詳細を知りたい場合はヨガの書籍をあたることをお勧めしたい。

11 馬のポーズ（アシュヴァ・アーサナ、Ashvasana）レベル1・レベル2・レベル3

サンスクリット語の「アシュヴァ」は「馬」を意味する。このポーズの場合は、レベル1は「仰向けに寝ること」、レベル2は「立位」、レベル3は「片脚姿勢」となる。

このポーズは多くの異なる説明がある。理解するための一番の方法は、横たわるか、立位で馬に座るように両脚を配置することである。大腿が屈曲されて、外転すれば、両脚は強化される。膝はつま先の上で曲げる。

レベル3は「ヴァタヤナ・アーサナ」（飛ぶ馬のポーズ）として知られ、女性や膝に損傷がある人には禁忌である。このポーズは生殖神経複合体に「潤いを与える」とされるので、男性は生殖器の調節に使える。したがって、このレベル3の姿勢は、第9章で述べる第2のチャクラのための姿勢となる。

多くの文献で、3つのレベルのいずれも血行を良くし、免疫系を高め、肛門部位を強化するとしている。

12 クンダリーニ・ヨガのカラスのポーズ（バカ・アーサナ、Bakasana）

このポーズはルート・チャクラに理想的で、重力が尾骨を引き下げ、下背を伸ばす。排泄組織を刺激し、腰筋をリラックスさせ、心・身体を大地につなげ、安心感を提供する。股関節と鼡径部で柔軟性を高める。膝や足首に損傷がある場合、しゃがみ過ぎないよう注意しなければならない。また、膝や脚へのストレスを和らげるために、椅子のポーズ、ウッカター・アーサナを代わりに行うこともできる。

足を肩幅に開いたまっすぐ立った姿勢から、床にしゃがんだ姿勢をとる。両足のつま先の向きは平行か、やや外に向けて、膝と脚は、まっすぐの状態にする。そこから、踵を押しつけるのが理想的だが、アキレス腱に負担がかかるので無理はしないこと。

そうでなければ、踵の下に支えを置いてもよい。バランスをとるのに床に手をつけたままにするか（レベル1）、胸で祈る位置に持っていく（レベル2）。火の呼吸を加えることもできる。

○×クイズ

ヨガはエクササイズの体系である。
○ 身体的なアーサナ（姿勢）は、身体、心、精神の健康につながるエクササイズを制度化している。

ヨガは宗教である。
× ヨガは信仰に基づく組織ではなく、普遍性に根ざした生活様式になっている。ヨガという言葉は「つながり」とも解釈できる。

ヨガの姿勢には異なるレベルがある。
○ 私たちのほとんどは何でもできると考えたがるが、自分の身体の状態によっては、多くの姿勢が難しいかもしれない。本書で示すレベルは手引きとなるが、個人次第であり、単純に自己を認識することで自身の能力が決まる。

チャクラは確かなものである。
○ 著者の研究では、意識のエネルギー・センターに関する古代の信仰と、近年、科学で証明された物質とエネルギーの関連性がつながっていることが示されている。

筋肉とエネルギーはつながっている。
○ 位置と（横隔膜と腹筋といった筋肉による）ゆっくりした呼吸がこのつながりを決定づけている。腰筋と同様に、筋肉の弛緩もエネルギーによい影響を及ぼす。

姿勢の有益性

Benefits of Postures

①座位のポーズ
脊椎に開放性、伸張、広がり、落ち着きと、つながっているという安心感を与える。

②立位のポーズ
身体のシステムを刺激し、正しいアラインメント（骨・関節の位置）を教え、血行、筋力、関節可動性を改善する。

③身体をねじるポーズ
臓器を活性化させ、首、肩、腰を柔軟にし、消化を改善し、毒素を除去する。

④逆転のポーズ
集中力を改善し、腺を活性化し、神経系を強化し、全身に活力を与える。

⑤後屈のポーズ
胸郭を開き、エネルギーと勇気を生み、抑うつと戦い、脊椎と肩を柔軟にする。

⑥バランスのポーズ
筋肉の強化、筋群協調、集中力改善だけでなく、体力や柔軟性も養える。

⑦うつ伏せと仰向けのポーズ
姿勢により、体力向上、ストレッチ、可動性、安らぎなど、多くの利点をもたらす。

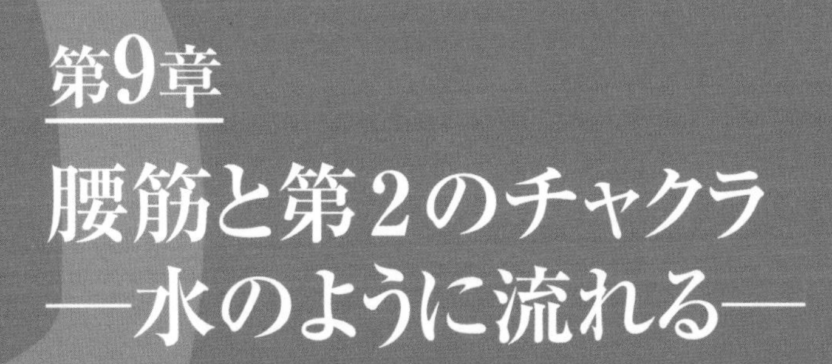

第9章

腰筋と第2のチャクラ —水のように流れる—

The Psoas and Chakra 2: "Flow like Water"

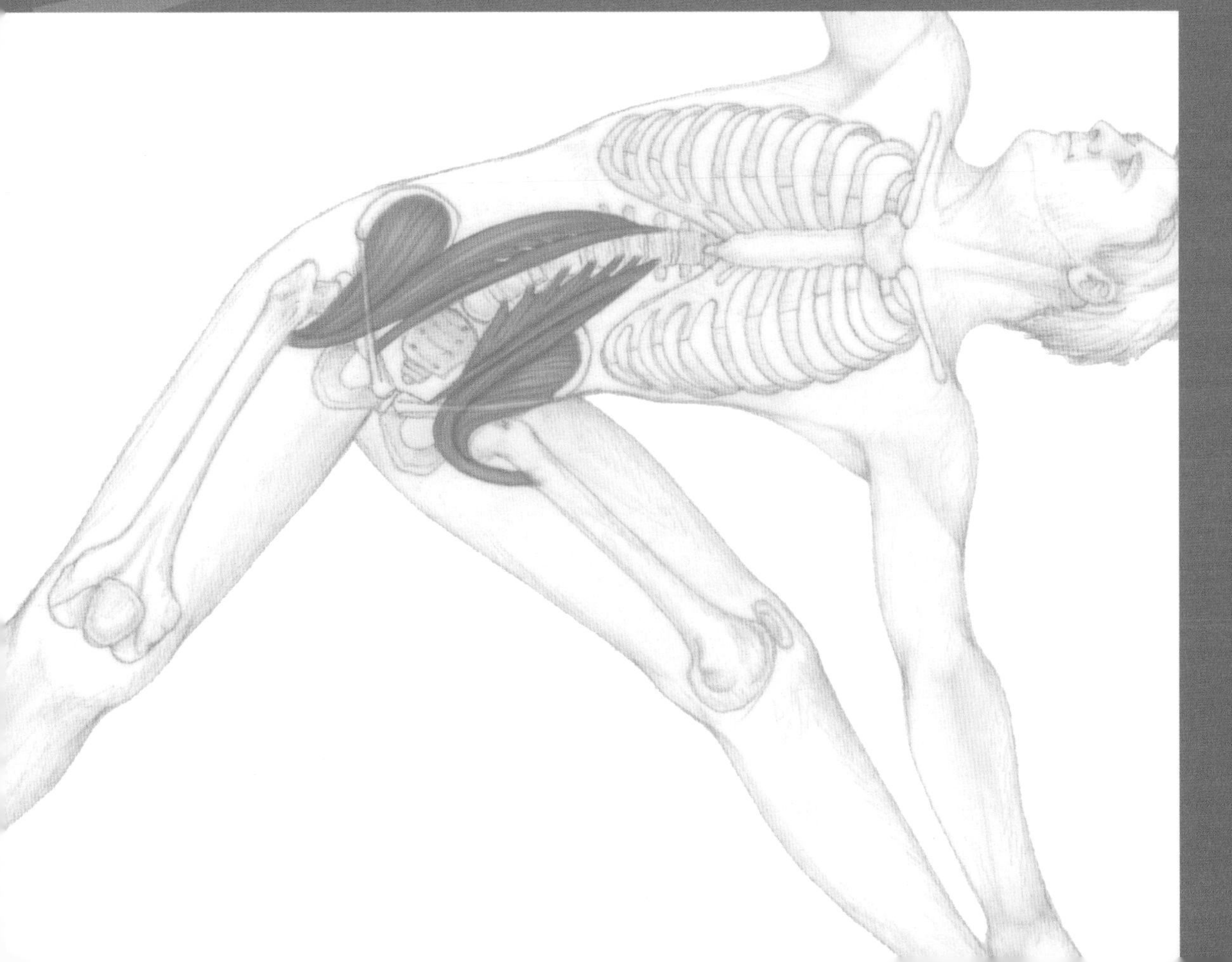

第2のチャクラは、恥骨部で生殖器と他の臓器に対応している。腰筋はこの部位に近いので、腰筋を意識してリリースすることで、膀胱の症状や、月経や妊娠に関連する問題を治療するのに役立つ。陰部大腿神経が、下位脊椎から始まる腰神経叢の神経群から生じるため、男性の生殖器も影響を受ける。この神経は、内股の上部と生殖器に分布している。この神経は手術、外傷、神経系疾患の影響を受ける可能性がある。神経絞扼は身体のどこでも起こりうるが、この部位は特に絞扼される傾向がある。神経科のドクターが、絞扼の範囲と原因を判断するだろう。

この特定部位には、大腰筋の外側縁から現れる腸骨鼡径神経も存在する。腸骨鼡径神経は、腹横筋と内腹斜筋の他にも、恥骨結合、大腿三角、女性の陰唇、男性の陰茎と陰嚢の付け根まで分岐を伸ばしている。そのため、驚くべきことに、腰筋はオルガズムに直接関連しているのだ。第6章で詳細を記述しているので、参考にしてほしい。

ヨガのポーズと第2のチャクラ

Yoga Poses and Chakra 2

これから紹介するポーズは、腰筋とその周囲にある、聖なる仙骨部位の組織を刺激することができる。緊張するとエネルギーが流れないので、腰筋を強く収縮し過ぎないようにすること。

ヨガには「喉」「腹」「肛門」の3つのバンダ（締めつけ）が存在すると言われているが、このポーズの場合は、腹部のバンダである「ウディヤーナ・バンダ」を締めつける。肛門を締めつける「ルート・バンダ」（ムーラ・バンダ）は地面に根ざす性質に関わるのに対して、ウディヤーナは「上方への飛行」という意味で、身体を軽くする。

身体の中心の両側にある腰筋の長さと位置を意識することは、ウディヤーナ・バンダを感じるのに役立つ。

座位

Sitting Postures

1 靴職人のポーズ（バッダ・コーナ・アーサナ、Baddha Konasana） レベル1

サンスクリット語の「バッダ」は上記の「バンダ」と同じく「締めつけ」、「コーナ」は「角」を意味する。方法と制限は以下の通りである。

方法

安定した静止姿勢（スカ・アーサナ、97ページ参照）で座り、脚をさらに開いて、膝を曲げて横に広げる。足裏をくっつけ、恥骨のほうに踵を引き込み（**図9－1**）、そこから足首を握る。前方への屈曲は第2チャクラと腰筋への刺激を増やす。

制限

股関節が硬いと、膝が下がらず、脊椎が曲がってしまう。ブランケットやブロックに座って大腿をリラックスさせたり、膝の下に支えを置いたりするとよいだろう（片膝が高ければ、同側の股関節が硬いということ）。椎間板に問題がある人は、前屈は避ける。

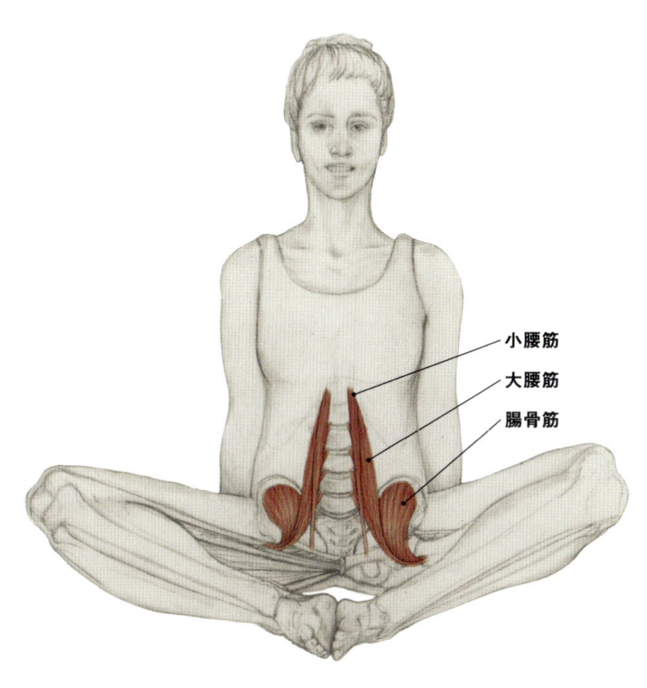

図9－1 靴職人のポーズ（バッダ・コーナ・アーサナ）レベル1

2 英雄のポーズ（ヴィーラ・アーサナ）から横たわった英雄のポーズ（スプタ・ヴィーラ・アーサナ、Supta Virasana）、レベル2

サンスクリット語の「ヴィーラ」は「英雄」「首長」を意味する。方法と制限は以下の通りである。

方法

膝立ちになり、床に坐骨をつけて、足は腰のすぐ外側に位置させる。寝そべるように後ろにもたれていき、肘と前腕を床につける（ボルスターやブランケットに横たえてもよい）。負荷が足りなければ、背中を床までつける。「正座から寝る」とイメージすれば、わかりやすいかもしれない。この姿勢は腰筋の下部を伸ばす。

制限

正座が不快なら、坐骨の下または大腿とふくらはぎの間に、ブロックやブランケットを置けば、股関節の位置が上がり、膝を曲げやすくなる。後ろにもたれていくときに、角度が深くなるほど、とりわけ膝への負担が大きくなる。膝に問題を抱えている人は、避けたほうがよいだろう。

3 座位の脊椎ひねり（バラドヴァージャ・アーサナ、Bharadvajasana）レベル1

サンスクリット語の「バラドヴァージャ」は古代の賢者の名前から来ている。このひねり動作は、すべてのチャクラに影響するが、坐骨を床につけたまま、ひねりをさらに加えると、特に仙骨部位が開かれて、刺激される。両側の腰筋は別々に活性化され、ほとんど反対方向に伸ばされる。

方法

座った姿勢で、両膝を片側に曲げる。両膝は前方に向ける。脊椎を伸ばし、両脚のある反対側にひねる。両手は膝の前面と、支えとして腰の後ろ側の床に置く。

制限

座位が不快な場合、股関節の下にブランケットを置くことで姿勢を緩和する。

4 座位の開脚ポーズ（ウパヴィシュタ・コーナ・アーサナ、Upavista Konasana）レベル2・3

サンスクリット語の「ウパヴィシュタ」は「座る」、「コーナ」は「角」を意味する。方法と制限は以下の通り。

レベル2の方法

杖のポーズ（99ページ参照）で始め、両膝はまっすぐにし、顔を上げて、両脚を広げる。脊椎を垂直に保つことで、婦人科疾患を治療するのに役立つ。妊娠中や月経中の場合は、壁に寄りかかると行いやすいだろう。

レベル3の方法

脊椎を前方へ伸ばしていき、つま先を握る。このポーズは深部にある梨状筋（坐骨神経痛の元凶となる）が作用するだけでなく、股関節の内転筋も強く伸長する。腰筋は脊椎を伸ばすことで伸張されるが、重力への抵抗がないので股関節屈曲でリリースされる。ただし、妊娠中に、このポーズのバリエーションを行わないこと。

制限

ハムストリング、脊柱伸筋群（腰筋もこの一部）、または股関節内転筋群（大腿内側の筋肉）が硬いと、このポーズを行うのは難しい。ブランケットの上に座って支えるか、または膝を少し曲げる。脊椎を屈曲するのではなく、伸ばすこと。

立位

Standing Postures

5 立位前屈（ウッターナ・アーサナ、Uttanasana）レベル1

サンスクリット語の「ウッターナ」は「伸長」を意味する。方法と制限は以下の通り。

方法

山のポーズから、脊椎を前屈し、床につける。膝は少し曲げ、頭部は脊椎とまっすぐになるように伸ばす。ゆっくり伸ばし、戻すようにする（図9-2）。逆に戻すときもポーズを行うつもりで、ゆっくり「巻き戻す」ようにすること。

この姿勢では大腿に対して腹部と胸郭を押すことで、さらに曲げることができ、このチャクラ領域の内臓を刺激する呼吸を行う。腰筋はリラックスさせるようにする。

制限

椎間板を損傷している場合、損傷部位を圧迫しないように下位脊椎を丸めず、平らに

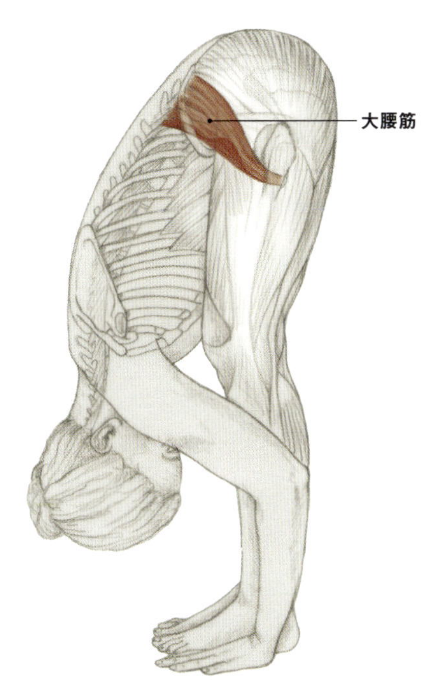

図9-2 立位前屈（ウッターナ・アーサナ）レベル1

するのが最善である。これは他の種類の前屈についても言える。この場合は、**図9-2**ほど深くは曲げない。

6 座位前屈（パスチマタナ・アーサナ、Paschimottanasana）レベル2

サンスクリット語のパスチマは「向こう側」「後ろ」「西」を意味する。方法と制限は以下の通り。

方法

杖のポーズで座り、つま先に手をつける。脊椎は曲げるのではなく、伸ばす。股関節を屈曲させる。

制限

脊柱伸筋群（脊椎に作用する後面の筋肉）やハムストリングが硬いと、これらのポーズは制限される。その場合は、膝を曲げることでハムストリングの付着部を緩め、股関節の弱い屈曲は下部の腰筋をリリースすることができる。支えを入れて腰を高くして座って、座位前屈を行うことも可能である。

より簡単な方法は、「ジャヌシールシャ・アーサナ」（頭を膝に近づけるポーズ）のように、片脚で行うことである。脊椎の過度の屈曲は、腰痛を悪化させる可能性がある。大切なことは、自分の身体の声を聞くことであり、ストレッチし過ぎないように注意する。このアーサナは脊椎を伸展させた姿勢で行うのが最善である。**図9-3**で示すように、背部を丸める姿勢も加えることが可能である。

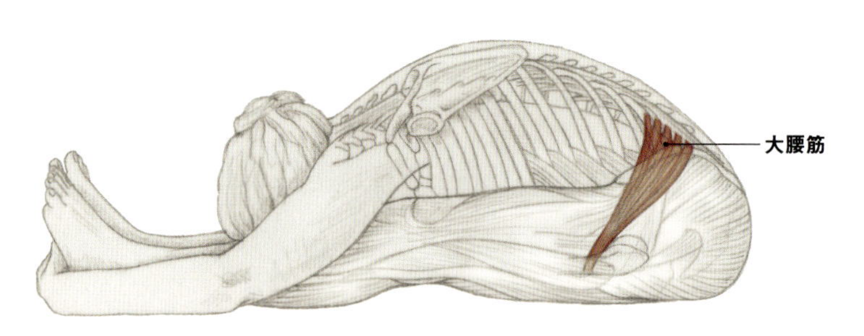

図9－3 座位前屈（パスチマタナ・アーサナ）レベル2

7 立位の開脚前屈（プラサーリタ・パードゥッターナ・アーサナ、Prasarita Padottanasana）レベル1・レベル2

サンスクリット語のプラサーリタは「広げる」、パーダは「足」、ウターナは「伸張」を意味している。

レベル１の方法

広く開脚させた立位の姿勢をとり、脊椎をまっすぐに保ったまま、手が床に着くところまで前傾していく。仙骨部位を広げる。これは初心者向けの「逆転のポーズ」として好まれ、脳に血流を送るのに役立つ。腰筋をリリースするようにすること。重力が補助してくれる。

レベル２の方法

背部をさらに低くして、肘や頭のてっぺんを床につけることで深い前屈を行うことができる。

制限

ハムストリングや仙骨・腰椎の部位が硬いと、このポーズでのストレッチは制限される。その場合、腰部を補助するために膝を曲げて、ハムストリングを緩める。

8 三角のポーズ（トリコーナ・アーサナ、Trikonasana）レベル1・レベル2

トリコーナは「三角」を意味している。これは古典的で人気のあるヨガのポーズで、股関節を開き、大腰筋を伸ばして、強化し、「呼吸」させる。

方法

山のポーズで始め、開脚する。足の位置は戦士のポーズ２と同じである。前の足はまっすぐ前方に向け、後ろの足は約60度回す。腕は横に伸ばす。両脚はまっすぐにするが、膝はロックしない。前の手に向けて身体を傾け、後ろの股関節を後方に押しながら、前の手を、前の脚の内側につける。後ろの腕は、天井に向ける（**図9－4**）。このポーズは前頭面の動きになる。

制限

このポーズでは非常に多くの筋肉が作用する。そのため、どこかの筋肉が硬いと、ポーズに影響を及ぼす。膝の過伸展はよく起こるため、膝前面の「マイクロ・ベンド」を

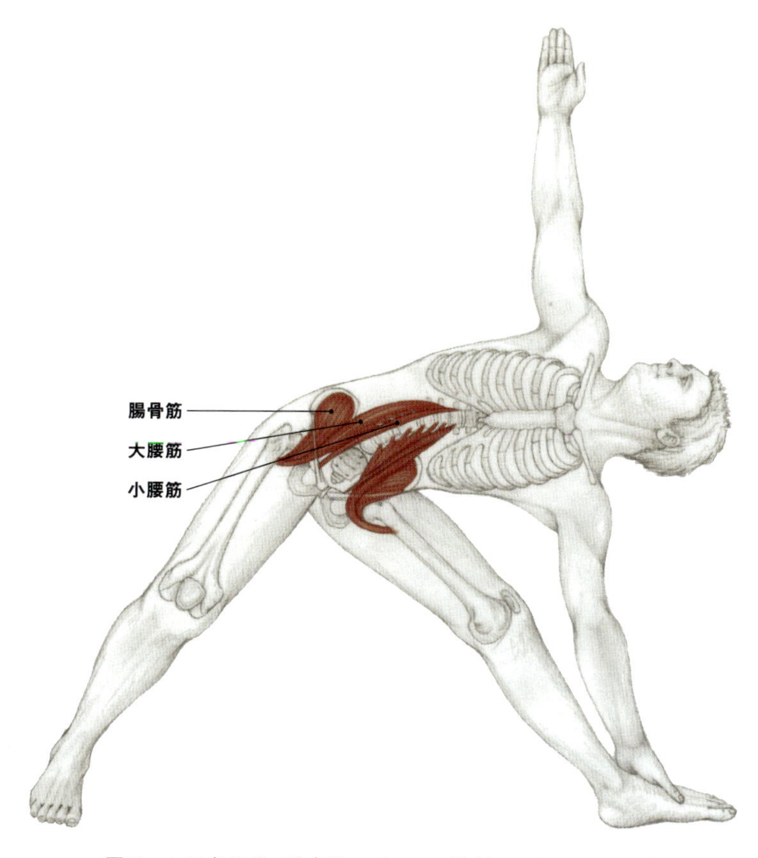

図９－４ 三角のポーズ（トリコーナ・アーサナ）レベル1・レベル2

行う（「マイクロ・ベンド」はヨガで使われる用語で、小さい屈曲、または膝関節の後部を少しだけ柔らかくしておくという意味である）。肩関節が硬い場合、上側の手を仙骨に置く。このポーズは股関節を開き、脊椎を伸ばして深く呼吸するように作用する。実践を続ければ、すばらしい成果をあげることが可能である。

9 半月のポーズ（アルダ・チャンドラ・アーサナ、Ardha Chandrasana）レベル2

サンスクリット語のアルダは「半分」、チャンドラは「月」を意味する。片脚立ちで、股関節を広げるすばらしいポーズである。このポーズでは、深部にある腰筋を使い、身体のバランスをとることができる。このポーズは仙骨神経叢をマッサージできる。

方法

「戦士のポーズ１」や「戦士のポーズ２」からこのポーズを始めることができる。腕は床やブロックにつけ、前の脚をまっすぐ伸ばし、後ろの脚を後方に持ち上げる。股関節を広げる。上側の腕は腰につけるか、上にまっすぐに伸ばす。

制限

片脚でバランスをとるのは難しいが、効果は高い。下側の脚の力と上側の脚の柔軟性は時間とともに改善されていく。壁を背に身体を支えることは、ポーズがどのような感じなのかをつかむのに役立つ。下側の脚をまっすぐ伸ばしたとき、下側の手を床につけるのが難しければ、ブロックを置いて支える。

後屈

Backbends

10 橋のポーズ（セートゥ・バンダ・アーサナ、Setu Bandhasana）レベル1

サンスクリット語の「セートゥ」は「ダム」や「橋」、バンダは「（横隔膜の動きでの）締めつけ」を意味する。このポーズは身体の前面を広げ、第2と第3のチャクラ両方に影響する。弱めの後屈とされており、股関節前面、腹筋、胸郭を広げる。腰筋は、股関節で伸長される。

方法

仰向けになって膝を曲げる。床に足を平らにつけて、腰幅に離す。腰を床から押し上げる。腕は身体の脇につけてもよい。腰を高く上げたら、手は腰につけるか、または両手を握りしめて、身体の下で伸ばしてもよい。肩甲骨は床につけるようにする（編集者補足：ポーズは、ハーフブリッジ〔44ページ、**図2-20参照**〕を参考にしてほしい）。

こうすることで脊椎の過伸展を和らげ、頭と首にかかる体重を制限できる。ポーズを終えるときは、息を深く吐きながら、脊椎をゆっくりロールダウンしていく。

制限

股関節屈筋（股関節前面の筋肉）が硬いと、ストレッチが制限される。また、大腿前面の大腿四頭筋が硬いと、膝関節に作用してしまう。ポーズの手順をゆっくり行い、身体の前面の筋肉を緩めていく。

11 鳩のポーズ（エーカ・パーダ・カポタ・アーサナ、Eka Pada Kapotasana）レベル1

サンスクリット語の「エーカ」は「一つ」、「パーダ」は「足」、「カポタ」は「鳩」を意味する。

これは、股関節を広げるポーズで、腰筋を後ろの脚で最大限伸ばし、脊椎をまっすぐに安定させる。腰部と腹部に息を吹き込み、この部位に注意を集中することで、仙骨チャクラに影響を及ぼす。前方に倒す姿勢では、前の脚の梨状筋（これが硬いと坐骨神経痛の元凶になることはすでに説明した）でよいストレッチになる。

方法

この姿勢になるいくつかの方法が、四つんばいの姿勢から始める方法がある。片膝を両手の間に滑り込ませて、足を股関節の外に置く。後ろの脚を伸ばし、支えるために両手を床につけておく。脊椎をまっすぐに伸ばし、胸をはって肩は引き下げる。**図9-5**は、前方に倒したバリエーションを示す。

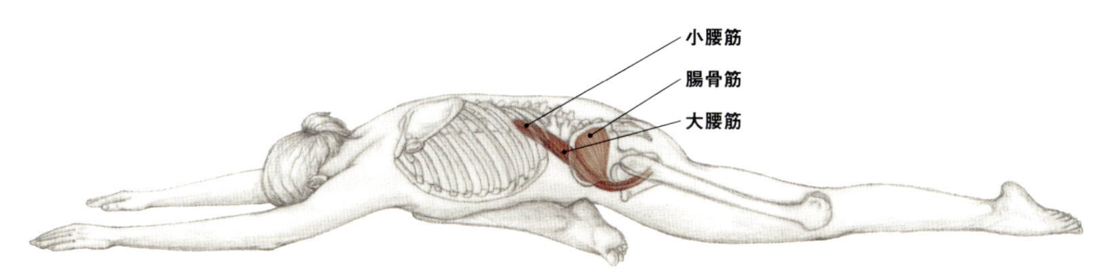

図9-5 鳩のポーズ（エーカ・パーダ・カポタ・アーサナ）レベル1

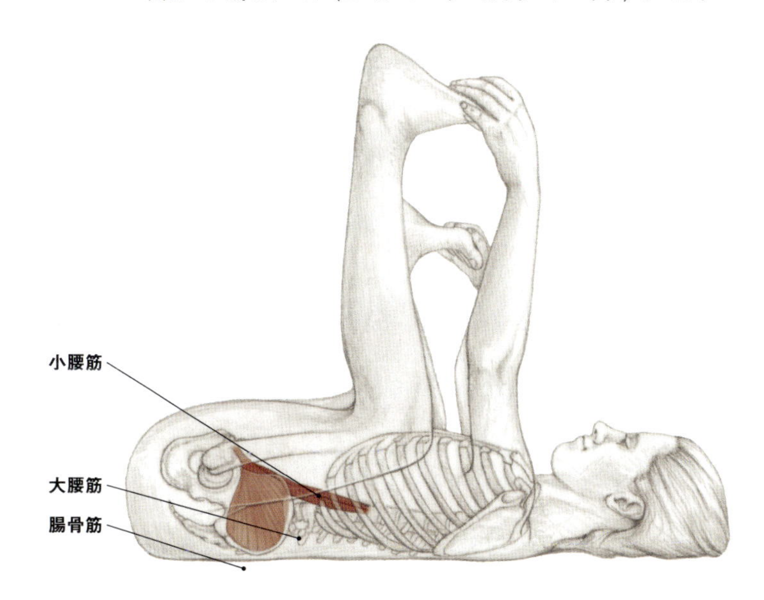

図9-6 ハッピー・ベイビーのポーズ（アーナンダ・バラーサナ）レベル1

制限

股関節が硬いと、ポーズをとるのが難しい。股関節の下にブランケットやブロックを置いてみる。脊椎をまっすぐにするとき、コアの筋肉が使われる。

これらのポーズの終了後、ハッピー・ベイビーのポーズ（**図9-6**）は仙骨と腰部を広げ、リラックスするためのすばらしいポーズになる。

仙骨チャクラの力を最大限に引き出すには、取り巻く関係に敬意を払い、感情と感覚のポジティブなつながりを築くことである。腰筋とすでに説明した他の組織と同様に、腸上部、胃、肝臓、胆嚢、腎臓、脾臓、膵臓、副腎は、すべてこの第2のチャクラに位置している。この聖なる場所を刺激することは、水のように流れる方法と、抵抗なく喜びを開放する方法を覚えることである。仙骨チャクラが健常であれば、動きと変化を生み出す子宮のような場所となる。

第2のチャクラの指針

Pointers for Chakra 2

1. クールダウンして、エネルギーを内向きにする。

2. 受け取り、受け入れ、適応する。
3. メロン、オレンジ、ココナッツなどの甘い果物を食べる。ナッツや蜂蜜の他に、シナモン、バニラ、イナゴマメといった香辛料はポジティブに働く。
4. 開放性、親密性、展望といった女性的特性を包括する。
5. 創造的になり、物事を循環させる。
6. 身体に安らぎを与える。
7. 解き放つことを覚える。

補足のポーズ

Bonus Poses

12 猫のポーズ（ビダラ・アーサナ、Bidalasana）牛のポーズ（ビティラ・アーサナ、Bitilasana）レベル1

時に猫のポーズ・犬のポーズとも呼ばれる（**図9-7**）。このシークエンスは仙骨のコアから動作を開始し、脊椎と協調する動作を呼吸でつなぐ。中間位の脊椎で四つんばいになる。息を吐きながら、コアを脊椎に対して持ち上げる。背中を丸めることで尾骨と頭部を下げる。息を吸う際は脊椎の姿勢を逆にし、尾骨と胸郭を持ち上げる。まず尾骨から、水のように、抵抗なく流れて動けるようにする。

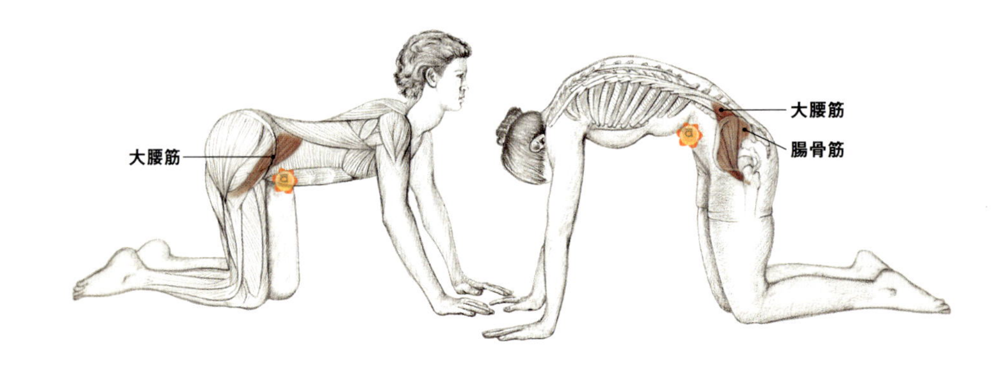

図9-7 牛のポーズ（ビティラ・アーサナ）、猫のポーズ（ビダラ・アーサナ）レベル1

13 三日月のポーズ（アンジャネーヤ・アーサナ、Anjaneyasana）レベル1

後ろの脚側の腰筋を伸ばし、鼡径部を広げるすばらしいポーズである。

ランジ（45ページ、**図2-22参照**）の姿勢のように、後ろの膝を落とし、大腿前面に手を置いて休ませるか、そこから、さらに高く上げてストレッチを行う。コアと腰椎は安定している。難易度を上げたければ、側屈、脊椎回旋や後屈を加えるとよい。

第10章

腰筋と第3のチャクラ
—機能と呼吸の出会い—

The Psoas and Chakra 3:
"Function Meets Breath"

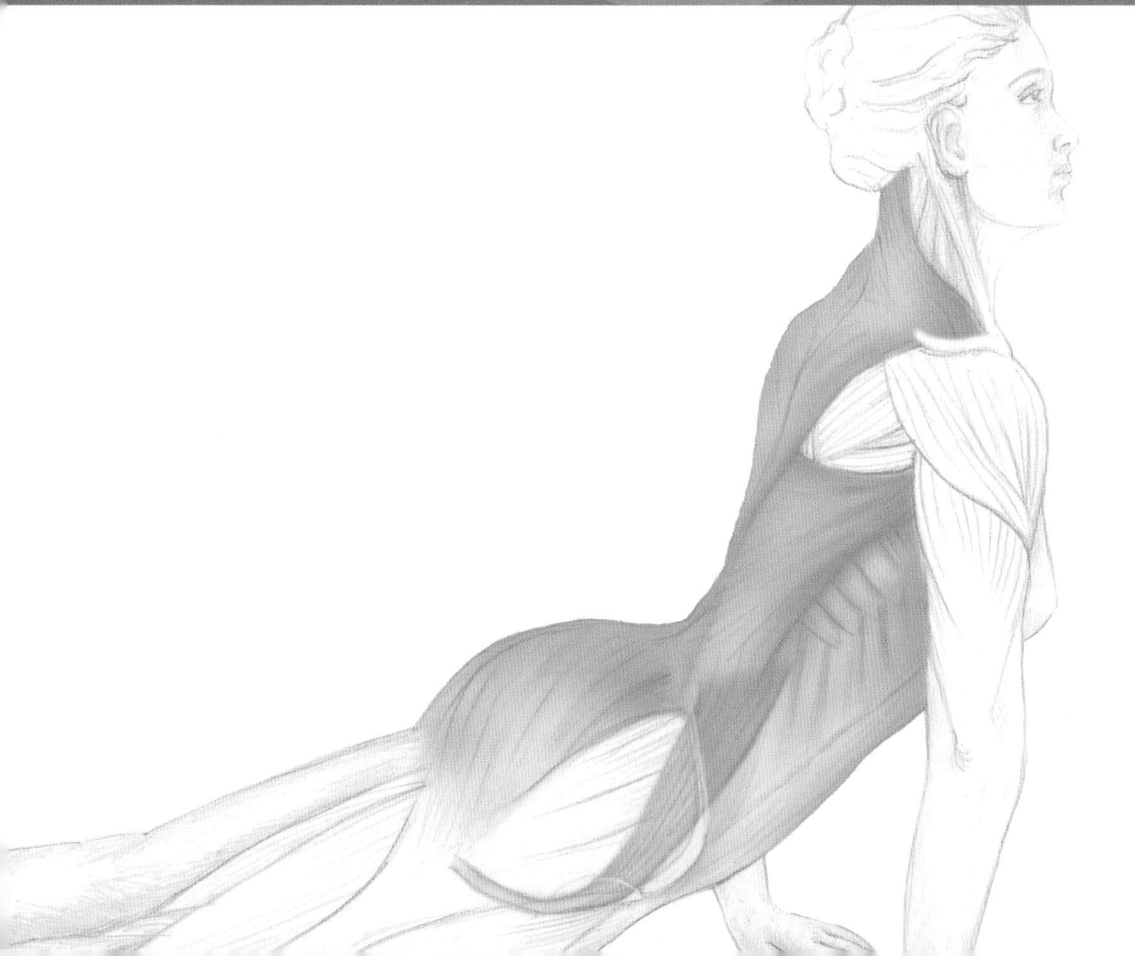

ヨガのポーズと第3のチャクラ

Yoga Poses and Chakra 3

第3のチャクラは太陽神経叢にある。ここは臍の周辺であり、筋肉（腰筋、横隔膜）と臓器（肺、胃上部、腸）がそろっていて、スピリチュアリズムが関わる興味深いスポットである。太陽神経叢は、解剖学用語としてはあまり使われず、エネルギーと神経の中枢として重要視されている。宇宙の中にある自己の意識、つまり自己認識と愛につながっている。この場所で感情は理解を司る知性に加わる。

Part 1で述べたように、腰筋と横隔膜はこの太陽神経叢で交わることになる。「機能と呼吸の出会い」という表現が、この場所には適切だろう。このチャクラは非常に強力な場所であり、次のヨガのポーズで、自尊心を促進するよう刺激できる。

後屈

Backbends

1 コブラのポーズ（ブジャンガ・アーサナ、Bhujangasana）レベル1

サンスクリット語の「ブジャンガ」は「蛇」、「ブジャ」は「腕」、「アンガ」は「四肢」を意味する。方法と制限は以下の通り。

方法

顔を下に向けて、うつ伏せになる。手は肩の下に置き、肘も内側に引き寄せる。両脚は伸ばし、足の先を床に押し込むようにする。肩を引き下げながら、上部背筋を使い、頭部と胸部を持ち上げる（**図10-1**）。手を使って持ち上げないこと。また、腰の前部は床につけたままにする。コアを使いながら、深く呼吸をすることで、腰筋にマッサージ効果をもたらす。

制限

頭を後方に上げ過ぎると、頚椎を圧迫してしまうので、注意すること。また、胸郭を高く上げ過ぎると、腰痛が生じるかもしれない。コアを使って支えるようにする。

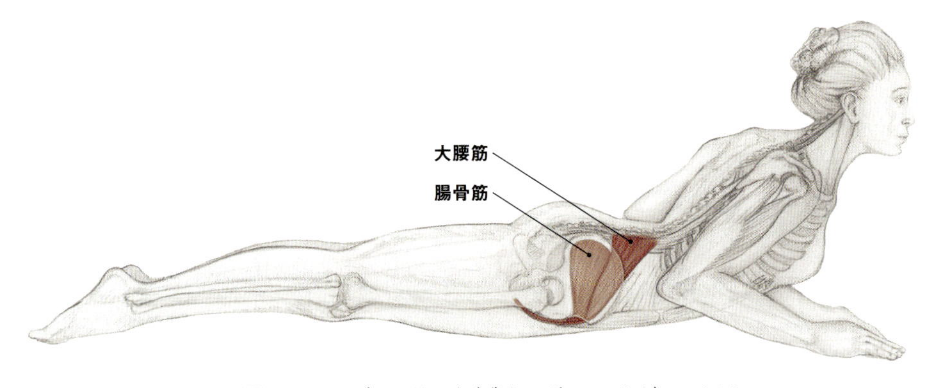

図10-1 コブラのポーズ（ブジャンガ・アーサナ）レベル1

2 ラクダのポーズ（ウシュトラ・アーサナ、Ustrasana）レベル1・レベル2

サンスクリット語の「ウシュトラ」は「ラクダ」を意味する。これは股関節前面を大きく広げるポーズで、股関節前面で腰筋の部位を伸ばす。

方法

両脚を少し離して膝立ちになり、脊椎をまっすぐにし、腰に手をつける。股関節を前方に押すように行うのではなく、胸椎を後方に曲げていく。負荷を与えないように首を伸ばす。胸郭と胸骨を持ち上げる。股関節は、膝上にくるようにする。コアを使って、バランスをとることができていれば、両手を踵につける（**図10－2**）。マットにつま先を曲げて支えてもよい。

制限

前ページの「コブラのポーズ」の制限に従うこと。膝に問題がある場合は、柔らかい支えを使う。難しければ、コブラのポーズを代用してもよい。下位脊椎は反らし過ぎないようにする。殿部をしぼるようにして、コアを持ち上げることで補助になる。椅子を後ろに置いて、手をそこに置くことも可能である。

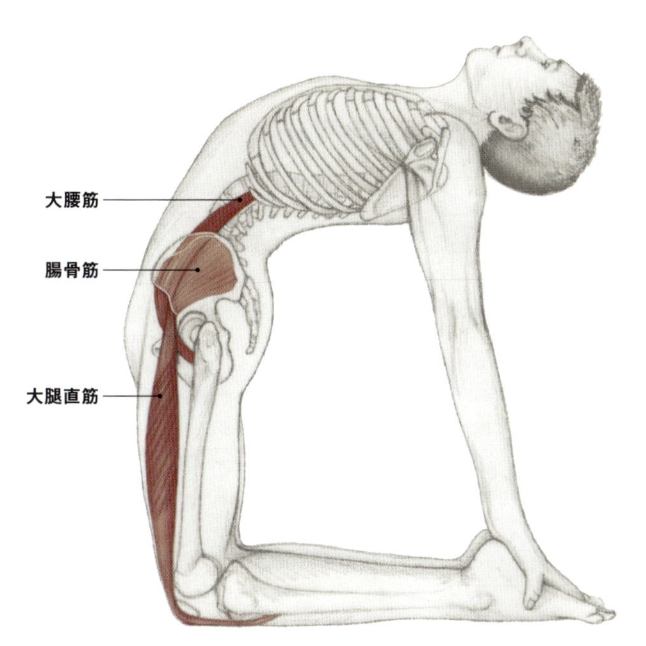

図10－2 ラクダのポーズ（ウシュトラ・アーサナ）レベル1・レベル2

3 上向きの犬のポーズ（ウールドヴァ・ムカ・シュヴァーナ・アーサナ、Urdhva Mukha Svanasana）レベル2

サンスクリット語の「ウールドヴァ」は「上げる」、「ムカ」は「顔」、「シュヴァーナ」は「犬」を意味する。

このポーズ自体は単純で簡単だが、床から膝を離すことで、上級ポーズとしても行うことができる。コアは強力に使われる。股関節前面と下部の腰筋が伸ばされる。

方法

うつ伏せになる。両脚は少し広げて、「コブラのポーズ」から始める。コアを使って、頭部、胸部、股関節を床から離して持ち上げる。コアが強いなら、膝も持ち上げる。支える点は、足の背面（つま先側）と肘を伸ばした両手となる。両肩は外旋させて広げ、両肩甲骨を引き下げ、内側に引き寄せる。首は伸ばす（図10-3）。

制限

このポーズは両腕、頚椎、腰椎にストレスがかかるため難しい。前方を見て、腰筋を使い、ストレスを和らげるために膝を床につける。肘もつけて、スフィンクスのポーズを行ってもよい。

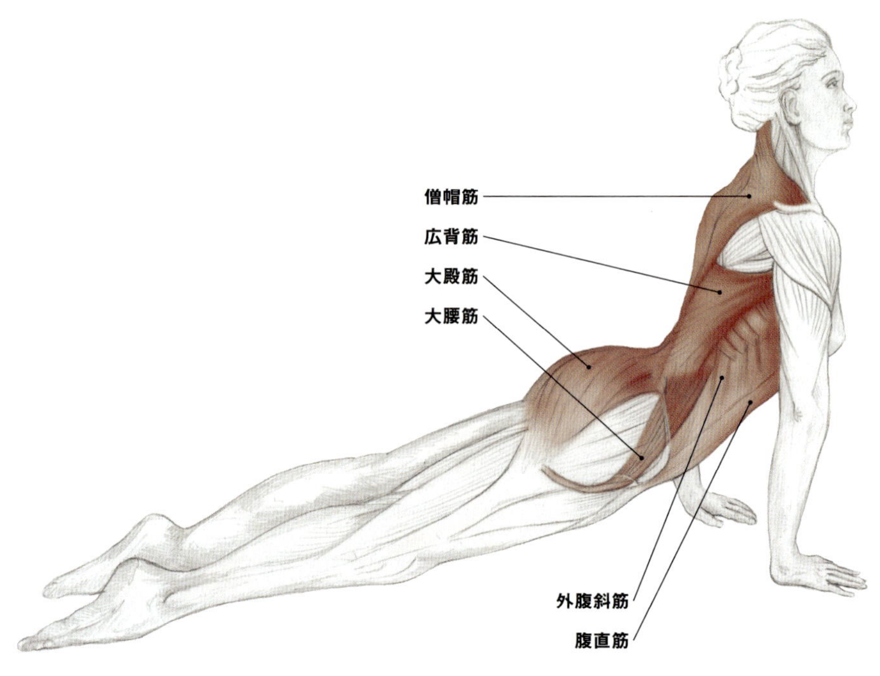

図10-3 上向きの犬のポーズ（ウールドヴァ・ムカ・シュヴァーナ・アーサナ）レベル2

4　魚のポーズ（マツヤ・アーサナ、Matsyasana）レベル1・レベル2・レベル3

サンスクリット語の「マツヤ」は「魚」を意味している。他のほとんどの後屈と同じく、このポーズは太陽神経叢と心臓を開く。このポーズは胸椎をしっかりと伸展させることに集中し、横隔膜と腹筋を伸ばす。

方法

レベル１・２の方法：仰向けになり、仙骨と尾骨の下に両手を置く。胸骨を持ち上げ、前腕の上で休ませ、ゆっくり頭部を反らせていく。頭部は床に休ませたり、吊り下げたり、支えにのせたりする。肩甲骨は互いに引く（内転し、引き込む）ことで、胸郭の前面を開く。膝は曲げるか（レベル１）、または骨盤部に余裕を持たせるため伸ばしてもよい（レベル２、**図10-4**）。リラックスして、静かに呼吸する。

レベル３の方法：腕や脚を上げる。これは、腰には非常に難しいかもしれない。身体に聞いて、何が有害か意識するようにすること。

制限

胸郭や喉の部分を開くのは多くの人々にとって難しいが、胸郭を閉じがちな現在のコンピュータ時代には必要なことである。痛めないでリラックスしたりストレッチできるように、頭部と胸部の下にブロックやブランケットを敷くこと。

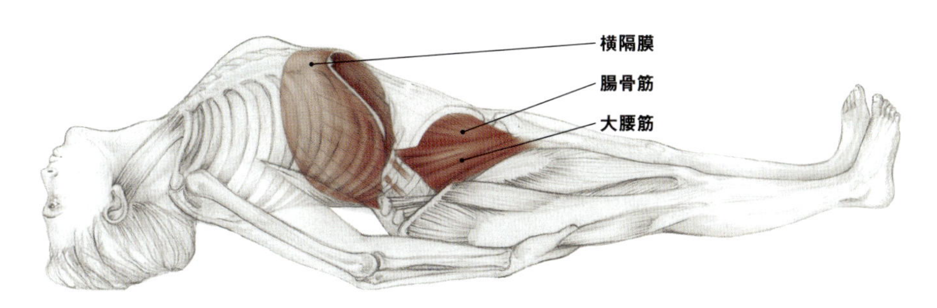

図10-4　魚のポーズ（マツヤ・アーサナ）レベル2

5 弓のポーズ（ダヌラ・アーサナ、Dhanurasana）レベル2・レベル3

サンスクリット語の「ダヌ」は「弓」を意味する。

方法

伏臥位で、ストレッチを行う。膝を曲げていき、可能であれば、両手で足首をつかむ。大腿と同様に頭部と胸部を引き上げる。脊椎をしっかりと伸展させることで、肩の前面をストレッチする。下部の腰筋と腹直筋に強いストレッチ効果がある。

制限

前面の肩関節を最大限に伸ばすと、非常に傷つきやすい。負荷を減らすために、肩甲骨を互いに引く（内転させて、引き込む）。この身体の前面を曲げた姿勢では、脊椎も負荷がかかるため、しっかりとした伸展を無理に行わないように注意しなければならない。膝を床につけることで負荷は少なくなる。

逆転のポーズ

Inversions

6 下を向いた犬のポーズ（アド・ムカ・シュヴァーナ・アーサナ、Adho Mukha Svanasana）レベル1・2

サンスクリット語の「アド」は「下向き」、「ムカ」は「顔」、「シュヴァーナ」は「犬」を意味する。このポーズは、ヨガで最も人気があり、効果的で、やすらぎを与えるポーズの一つである（犬が休息から立ち上がるときにこのポーズを自然に行うのを観察する）。背部をストレッチするので、脊椎のアラインメントは維持される。このポーズは休息するように思えないかもしれないが、次第にそうなっていく。腰筋はリリースされるが、安定している。横隔膜は開き、伸ばされる。逆転のポーズは、脳に血液が流れるの

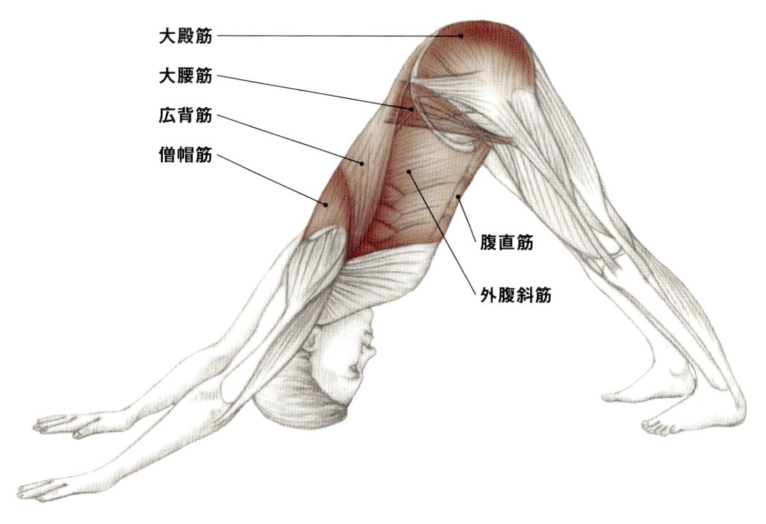

図 10－5 下を向いた犬のポーズ（アド・ムカ・シュヴァーナ・アーサナ）レベル1・2

を補助する。ハムストリングと肩が伸ばされる。ポーズの際中は臍の中心を使って腰をサポートする。

方法

手と膝をついて、四つんばいの姿勢になる。膝を上げて、体重を両脚に押し戻していく。つま先を押し込み、臍の中心を使うイメージを持つ。両腕と両膝を伸ばして、頭部を下ろしていく。両肩を外旋させ、肩甲骨を脊椎に押し込み、頭部をぶら下げる(**図10−5**)。踵を床に押し込むようにするが、床につけなくてもよい。

制限

ハムストリングが硬かったり、肩が弱かったりすると、このポーズを行うのが難しくなる。両肩を外旋させ、両耳から遠ざけることで、関節のインピンジメントを軽減する。膝を曲げることで、ハムストリングをリラックスできる。重力のままに、重い頭部をぶら下げることで、首への負荷をリリースする。頭部をブランケットやブロックで支えてもよい。肩関節が硬い場合、イルカのポーズのように肘を床につける。

7 太陽礼拝（スルヤ・ナマスカーラ、Surya Namaskar）レベル1

サンスクリット語の「スルヤ」は「太陽」、「ナマスカーラ」は「礼拝」を意味する。

このポーズは腰筋のストレッチ、強化、リラックス効果をもたらし、第３のチャクラに焦点を置く。

動作は以下のようになる。

1. 山のポーズ（101ページ、**図８−３参照**）を行う。
2. 息を吸いながら、三日月のポーズ（116ページ参照）を行う。両腕を頭上にもってきて、高くストレッチする。
3. 息を吐き、前屈を行い、リリースしていく。
4. 息を吸い、脊椎を持ち上げ背中が平らな姿勢をとり、両手は脛骨につける。
5. 息を吐きながら前屈になる。
6. 息を吸いながら、片脚を後ろに下げ、ランジのポーズ（45ページ、**図２−22参照**）になる。
7. 息を吐きながら、片脚を後ろに下げ、板のポーズになり（腕立て伏せの姿勢）、身体を下げ床につける
8. 息を吸いながら、コブラのポーズ（118ページ、**図10−１参照**）をとる。
9. 息を吐きながら、チャイルド・ポーズ（104ページ、**図８−６参照**）をとる。休んだ状態で３回深い呼吸をする。
10. 息を吸いながら、テーブルのポーズ（四つんばい）をとる
11. 息を吐きながら、下を向いた犬のポーズ（122ページ、**図10−５参照**）をとる。３回、深く長い呼吸をする間、休息する。海（ウジャイ）の呼吸を行う。
12. 息を吸って両手の間に、歩行かジャンプをして両足を持ってくる。

13．息を吐きながら前屈する。息を吸い、再び4番を行う。それから息を吐きながら前屈に戻す。
14．息を吸いながら、脊椎をロールアップして、両腕を空高く上げる。
15．息を吐きながら、山のポーズになる（ナマステの合掌をして、拝む姿勢をとり、身心の軸を整えて、一連の動作を納める）。

太陽礼拝のすべての動作は、精神を大地に接地させ（第1のチャクラ）、呼吸を身体に流す（第2のチャクラ、第3のチャクラ）。身体が暖まり、開くにつれ、緊張をリリースする。

ワンポイントレッスン

アーサナ（ポーズ）を学ぶ最善の方法は、正規のヨガの養成所を卒業した認定インストラクターが教えるヨガのクラスを受けること。

腹筋の強化エクササイズも第3のチャクラを刺激する。コアを強化することで、活力と自尊心を生み出す。この部位を鍛え過ぎないようにすること。自信のかわりに、他者への優越感につながるためである。酷使しないバランスが鍵となる。

穀物、乳製品、大豆、ミントのようなハーブを食べることで、第3のチャクラの部位を育むことができる。消化不良、摂食・代謝障害、そして関節炎ですらも、この第3のチャクラに関連した問題である。健常で、バランスのとれた太陽神経叢を作ることで、自分の意志を示し、恐れることなく責任を負うのに役立つ。

第3のチャクラの指針

Pointers for Chakra 3

1．深く呼吸する。
2．腹を抱えて大笑いする。
3．ボランティアなど、献身的な奉仕を行う。
4．自分のエネルギー・レベルに注意を払う。
5．あなた自身を育てる。
6．リスクを冒す。
7．コアを強化する。

さらに補足のポーズ

The True Bonus Pose: Savasana

8 死体のポーズ（シャバ・アーサナ、Savasana）レベル1

サンスクリット語の「シャバ」は「死体」を意味する。このポーズは最も簡単なポーズでありながら、習得するのは最も難しい。難解なのは、解放することである。

仰向けになり、両脚を少し広げ、両腕は両脇に置き、掌を上に向ける。身体と心から緊張を完全にリリースする。眼は閉じる。現代社会では、「委ねる」は「あきらめる」のように、ネガティブな響きを持つ用語である。ヨガにおいて、この用語は非常に尊重される。委ねることで、宇宙のリズムに通じるからである。これが真のヨガ行者の状態である。

以下は、友人・同僚のイラム・ナキュヴァイ*の言葉である。

「委ねる」はとても美しい言葉である。それは強さと思いやりの両方を私たちに与え、力強く、私たちを育み、治癒してくれる。

「心から委ねる」という言葉の本質と意味を理解すれば、私たちは変わり始める。内部が変われば、外部の世界も変わる。「内の如く、外も然り」なのだ。

委ねる方法は多くの面がある。この語そのものは2つの要素がある。まず、心、身体、精神が保持するものをリリースし始める。このリリースは集中と呼吸を意識することで、促進できる。この集中とともに、呼吸を先頭に持ってくる。身体感覚、精神的思考、情動的感情を取り込むガイドとして呼吸を使う。

リリースで、起こっている「そのこと自体」を受け入れることは重要である。リリースし、受け入れ、生命を悟る瞬間、私たちは委ねることができる。瞬間とまさに現在を受け入れさせてくれる。委ねることを継続して実践することで、治癒する能力を確立できる。治癒することで広がった空間は、喜びで満たされる。

委ね、治癒し、喜ぼう。(Surrender, heal, and be in joy.)

*イラム・B・ナキュヴァイは、20年以上ヨガを行ってきた。彼女はヨガ・アライアンス認定教師で、レイキ施術者である。イラムはヨガをオーストリア、イギリス、カナダ、コスタリカで教えてきた。現在、彼女はコスタリカの美しいランチョ・マルゴット牧場に住み、ヨガを教え、ヨガ教員養成を後援している。ランチョ・マルゴットは環境志向の牧場観光プロジェクトで、著者とイラムは将来ヨガ・リトリートの後援を計画している。

最後に

Last Message

エクササイズ、ヨガ、瞑想の分野が絶えず進化し、一体化するにつれ、「世の中には、わずかに不正確な情報があふれてしまっている」（クンダリーニ・マスター教師の言葉から引用）。特定の学派に言及することなく、本書が率直で簡単にそれを説明できたことを願っている。

本文の最後に下記のメッセージで締めくくりたい。

ヨガのポーズは、身体と心をつなぐ。
呼吸は、身体と心を無意識につなぐ。
瞑想は、人を宇宙につなぐ。
大腰筋は上半身と下半身をつなぎ、
呼吸を動作、感情、エネルギー、治癒につなぐ。

付録：股関節屈曲であふれる、この世の中 *Appendix: The Hip Flexion Society*

自分自身に以下の問題を質問してみてほしい。

1．あなたはコンピュータを使いますか？
2．あなたは車を運転しますか、または車に乗りますか？
3．あなたはテレビを見ますか？
4．あなたは本を読みますか？
5．あなたは座ってテーブルで食事しますか？
6．あなたはカードやテレビゲームをしますか？
7．あなたは映画を観に行きますか？
8．あなたは学生ですか？
9．あなたは文書を書きますか？
10．あなたは飛行機によく乗りますか？

上記質問のいくつかに「はい」と答えたなら、あなたは「股関節屈曲であふれる、この世の中」の一員である。現在は、歴史上のどの時代より、座りっきりとなりつつある文明であり、多くの時間を椅子に座ることに費やす。次に、あなたが１日何時間座っているかを測定する。あなたはびっくりするかもしれない。

座位は、リラックスした股関節屈位である。リラックスしているのは、股関節屈筋が抵抗（収縮）に対して作用していないためである。屈曲した状態にあるだけで、座ったときの胴体部の全重量は骨盤底にかかり、下肢は活動していない。この姿勢が長く保持されれば、血行、筋肉のコンディショニング、さらに神経の反応でさえ阻害されてしまう。座位は腰部、腰筋、坐骨の問題の直接的な原因となりうる。股関節屈筋は、短くなり、弱まり、そのうちに無数の問題が生じてくる。

事例研究 *Case Study*

最近、私は12人の成人ボランティア（男性３人、女性９人、著者自身も含まれる）で１カ月間の研究を行った。本研究は股関節屈筋を基本として、腸腰筋組織（最も深部にある股関節屈筋群）の一部としての腰筋を理解するためのものであった。参加者たちは、週３～４回、４週間、股関節屈筋を対象とした10分ストレッチと筋肉強化のルーチンを完了することになっていた。*

測定は股関節屈筋領域の強さ、持久力、柔軟性を前後で比較した。結果は肯定的で（ルーチンの効果に関しては確定的ではないが）あったが、何より最も大きい驚きは参加者が毎日座っている時間であった。エクササイズ（研究以外のエクササイズを含む）をした日に何時間座ったか記述するよう参加者に頼んだ。その時間数は衝撃的であった。調査を終えた参加者たちは、日によって１

日最低5時間～最高11時間座っていた。彼らは働いている成人であり、アメリカの北東部に住み、通勤とコンピュータを使う仕事が不可避であった。

＊10分間の股関節屈筋のルーチン・エクササイズを知りたい方は、著者にメールしてほしい。
E-mail: movetolive.joannjones@gmail.com

この股関節屈筋の事例研究は、学校の若い生徒に関しても疑問を抱かせた。生徒は普段、激しい運動（大抵スポーツ）に参加しているが、何時間座っているのか？　再び、驚きの結果となった。学校の子どもたちに関して言えば、座っている時間は、５～８時間とさまざまであった。子どもたちは車やバスで家に帰り、コンピュータの前に座り、たいてい宿題を行う。もしかしたら、テレビを観るかもしれない。それらすべてで座ることになる。学校では、３分ほどの制限時間はあるものの、教室の移動のために立ち上がることで一時的にその状態から救われる。これに加えて、通常の休み時間や身体教育（日本ではいわゆる体育）のクラスは学校のプログラムから除外される恐れがある。

子どもと成人の股関節屈曲が多すぎることで、さらに悲惨になりつつある問題に対処する常識的なアプローチがいくつかある。

１．座る場合、１時間ごとに立ち上がり、全方向にストレッチを行う。
２．立ちながらコンピュータの作業を行えるように場所をデザインする。
　　モニターは眼の高さになるようにする。
３．身体動作に関わるテレビゲームをする。
４．ヨガのクラスを受ける。ヨガにも股関節屈曲はあるが、伸ばすことで中和できる[※10]。
５．散歩する。
６．座る時間を減らし、動く時間を増やす。

ニュージャージ州の大都市ニューアークでは、ヨガをすべての生徒に経験させ、動作や将来に役立てるための公立学校の試験的プログラムがある。この試みが都心部周辺でどのくらい暴力を減らす可能性があるかを想像してほしい。

もう一つの治療は、読書していたり、テレビを見ていたりする間、身体を伸ばすようにすることである。仰向けになる場合、脊椎が中間位にあるか注意する必要がある。枕を膝の下に置く。首の下に枕やタオルを置き、頭部を支える。うつ伏せの場合、股関節屈筋は伸びる。これはよいことである。しかし、腰部は圧迫されるので、この姿勢は長時間保持してはならない。脊椎を保護するためにコアを使うようにする。さらに、何かを見上げようとすると首は過伸展しやすいため、この姿勢は理想的ではない。

同様に、最良ではないものの、多くの時間座っている人々には、有効なコンディショニング・プログラムがある。このようなプログラムでは、動いて、股関節屈曲をたくさん行う。エアロビクス、ピラティス、キックボクシング、多くのトレーニング・マシーンは注意して行うこと。股関節伸張の中和作用だけでなく、矢状面（前後）、前額面（左右）、水平面（回旋）の３つの面すべてで、動作を行うのかを確認すること。

※10：もちろん、医学的な基盤を持つフィジカルエデュケーション（身体教育）としてプログラミングされたクラスなら、なおのことよい。

股関節と他の問題

Hip and Other Problems

今日の現代社会において、私たちは、身体より心に重きをおいて、この座りがちの文化を作っているのだろうか？　フィットネス・ビジネス、保健センター、文献、脅迫（そう、私たちは流行や広告にやせるよう脅迫されている）のすべてがあっても、多くの人々の日常生活では、長時間座ることにより確実に生じる問題を少しでも軽減するためのエクササイズを、十分行っていない。

例えば、以下のようなバイオメカニクス的な問題がある（実際はこれらだけではない）。

- 股関節屈筋の弱体化
- ハムストリングの弛緩
- 不自然な脊椎アラインメント
- 弱い腹筋
- 長時間座ることで、お尻が広がる
- 肥満

また、代謝的問題は以下の通りである。

- 血液凝固（静脈からの血流が心臓に届かない）
- 免疫系の抑制
- 安静時血圧の上昇
- コレステロールの上昇
- 心血管疾患の増加
- ２型糖尿病

５万3000人の健常男性とほぼ７万人の健常女性の13年間（1993～2006年）における活動レベルと死亡率をアメリカ癌学会が調べたところ、次のことがわかった*。

- １日６時間以上座る女性は、３時間未満の女性よりも早く死亡する確率が37％高かった。
- １日６時間以上座る男性は、３時間未満の男性と比較し、死亡リスクが18％高い。

他の因子もほぼ確実にこの結果に影響を及ぼす可能性はあるが、座ることが寿命を減少させるという結論が出された。本研究は、この結果は身体活動レベルとは独立していたと記述している。

本書の著者（残念なことに座りながらパソコンで本書を執筆している）は、単純に座る時間を減らし、動く時間を増やせば、よりよい生活を送り、おそらく寿命を延ばす可能性を上昇できるであろう、と最後に付け加えたい。

*アメリカ癌学会のこの研究全文は右記で見ることが可能である。http://pressroom.cancer.org/index.php?s=43&item=257

参考文献（監訳者のことば）

1) Pilates Method Alliance. The PMA® Pilates Certification Exam Study Guide. Miami, FL, 2014.
2) Pilates, Joseph H. Return to Life Through Contrology. Pilates Method Alliance, Incorporated, 1945.（翻訳書『リターン・トゥー・ライフ・スルー・コントロロジー ピラティスで本来のあなたを取り戻す！』現代書林, 2010）
3) Kaplanek, Beth A. Pilates for Hip and Knee Syndromes and Arthroplasties. Human Kinetics, Champaign, IL, 2011.（翻訳書『股関節と膝関節疾患のためのピラティス』ガイアブックス, 2015）
4) Davis, Carol M. Complementary Therapies in Rehabilitation Evidence for Efficacy in Therapy, Prevention, and Wellness. SLACK Incorporated, Thorofare, NJ, 2009.
5) 武田淳也.『痛めない・疲れない・楽になる！「身体の使い方」の新常識　カラダ取説 エクササイズDVDで実践！』徳間書店, 2013.

参考文献（本文）

1) Biel, Andrew. Trail Guide to the Body. Books of Discovery, Boulder, CO, 2010.（翻訳書『改訂版　ボディ・ナビゲーション　触ってわかる身体解剖』医道の日本社, 2012）
2) Brennan, Barbara Ann. Hands of Light. Bantam Books, New York, 1987.（翻訳書『光の手：自己変革への旅〈上・下〉』河出書房新社, 1995）
3) Calais-Germain, B. The Female Pelvis: Anatomy and Exercises, Vista, CA, 2003.
4) Chopra, Deepak. Ageless Body, Timeless Mind. Harmony Books, New York, 1993.（翻訳書『エイジレス革命：永遠の若さを生きる』講談社, 1997）
5) Coulter, David H. Anatomy of Hatha Yoga. Body and Breath, Honesdale, PA, 2001.
6) Dale, Cyndi. The Subtle Body: An Encyclopedia of Your Energetic Anatomy. Sounds True, Inc., Boulder, CO, 2009.
7) Devananda, Swami Omkari. Yoga in the Shambhava Tradition. Healthy Living Publications, Summertown, TN, 2009.
8) Earls, James, and Myers, Thomas. Fascial Release for Structural Balance. Lotus Publishing, Chichester, UK, 2010.（翻訳書『ファッシャル・リリース・テクニック　身体構造のバランスを整える筋膜リリース技術』医道の日本社, 2012）
9) Egoscue, Pete. Pain Free. Bantam Books, New York, 2000.（翻訳書『驚異のエゴスキュー 痛み解消メソッド』ロングセラーズ, 2008）
10) Franklin, Eric. Pelvic Power. Princeton Book Company, Princeton, NJ, 2003.（翻訳書『フランクリン・メソッド骨盤力』スキージャーナル, 2015）

11) Goleman, Daniel. Emotional Intelligence: Why It Can Matter More Than IQ. Random House, New York, 1996.（翻訳書『EQこころの知能指数』講談社, 1998）
12) Kabat-Zinn, Jon. Full Catastrophe Living. Random House Publishing, NY, 2009.（翻訳書『マインドフルネスストレス低減法』北大路書房, 2007）
13) Kaminoff, Leslie. Yoga Anatomy. Human Kinetics, Champaign, IL, 2007.（翻訳書『最強のヨガレッスン　ポーズ・動き・呼吸テクニックがわかる図解ガイドブック』PHP研究所, 2009）
14) Koch, Liz. The Psoas Book. Guinea Pig Publications, Felton, CA, 2001.
15) Massey, Paul. The Anatomy of Pilates. Lotus Publishing, Chichester, UK, 2009.
16) Myers, Thomas. The opinionated psoas, parts I to III. Massage and Bodywork Magazine, 2001.
17) Myers, Thomas. Anatomy Trains: Myofascial Meridians for Manual and Movement Therapists. Churchill Livingstone, Edinburgh, 2009.（翻訳書『アナトミー・トレイン第2版―徒手運動療法のための筋筋膜経線』医学書院, 2012）
18) Silva, Mira, and Shyam, Mehta. Yoga the Iyengar Way. Knopf, New York, 1997.
19) Staugaard-Jones, Jo Ann. The Anatomy of Exercise and Movement: For the Study of Dance, Pilates, Sports, and Yoga. Lotus Publishing, Chichester, UK, 2010.
20) Strom, Max. A Life Worth Breathing. Skyhorse Publishing, New York, 2010.
21) Tiller, William A. Psychoenergetic Science: A Second Copernican-Scale Revolution. Pavior Publishing, Walnut Creek, CA, 2007.
22) Todd, Mabel E. The Thinking Body. Princeton Book Company, Princeton, NJ, 1937.

監 訳 **武田淳也** Takeda Jyunya

広域医療法人明和会スポーツ・栄養クリニック（福岡・代官山）理事長。Plates Lab（福岡・代官山・青山Reserve）代表。ビヨンド・リハビリ福岡スタジオ代表。日本整形外科学会認定専門医・スポーツ医・運動器リハビリテーション医・脊椎脊髄病医・リウマチ医。日本スポーツ協会公認スポーツドクター。日本医師会認定健康スポーツ医・産業医。日本骨粗鬆症学会認定医、日本リハビリテーション学会認定臨床医、日本抗加齢医学会認定専門医。国内初の医療にピラティスを取り入れた医師であり医療・スポーツ医学におけるピラティス活用の第一人者。講演、専門誌、TV、雑誌などのメディアはもちろんのこと、2008年のPilates Method Alliance国際カンファレンス（フェニックス）にて日本人初のワークショッププレゼンター、また、「オーガニックライフTOKYO」、「Pilates Festa」、「マタニティ・フィットネス・コンベンション」、「日本医学会総会」等にてプレゼンターとしても活躍。アメリカ留学中にピラティスと出会い、2005年、アジア初のポールスター・ピラティス・リハビリテーション認定指導者を取得し国内初のピラティスを取り入れた医療機関を設立。2010年、日本人初の同ピラティス総合指導者のエデュケーター（教育者）として認定。現在は独立し、世界基準のピラティス教師養成機関「Motor Control®: Beyond Pilates®」を設立し代表・ファウンダー、また、NCPT（米国国家認定ピラティス教師）としてより良いプログラムの開発や後進の育成に努める。骨盤底筋エクササイズ「PfilAtes™」認定インストラクタートレーナー（講師兼アジアエリア・コーディネーター）、体幹トレーニング「CoreAlign®」認定ファカルティ（講節）、新世代サスペンショントレーニング「Bodhi®」認定ファカルティ（講師）。自ら考案した【カラダ取説®】（徳間書店より著書も刊行）プログラムと、「モーターコントロール」の概念を【モタコン】として、それらの普及をライフワークとする。日本ピラティス協会®・研究会会長。日本経済大学健康スポーツ経営学科客員教授。日本抗加齢医学会評議員・九州地方会副代表世話人・運動器抗加齢医学研究会世話人、日本マタニティフィットネス協会相談役、プラチナエイジ名誉アドバイザーも務める。ピラティスのバイブル『リターン・トゥー・ライフ・スルー・コントロロジー～ピラティスで本来のあなたを取り戻す』（現代書林）、『ダンス解剖学』（ベースボール・マガジン社）、『股関節と膝関節疾患のためのピラティス』（ガイアブックス）など、著書、監修・執筆多数。

カバー、本文デザイン：株式会社ビーワークス

目醒める！ 大腰筋

2016年2月20日　初版第1刷発行
2024年4月25日　初版第5刷発行

著　者　Jo Ann Staugaard-Jones
監訳者　武田淳也
発行者　戸部慎一郎
発行所　株式会社医道の日本社
〒237-0068
神奈川県横須賀市追浜本町1-105
電話　046-865-2161
FAX　046-865-2707

印刷：ベクトル印刷株式会社
ISBN978-4-7529-3113-3　C3047